学术研究专著·计算机或自动化

大脑神经纤维的自动聚类

葛　宝　著

陕西师范大学出版基金资助出版

国家自然科学基金 NSFC61976131 资助出版

西北工业大学出版社

西　安

【内容简介】 本书主要介绍了作者对大脑神经纤维聚类进行的研究和工作,较为全面、深入地介绍了纤维聚类的各种方法。全书共七章。第一章为绪论。第二章讲述了大脑神经纤维聚类所涉及的大脑解剖知识、成像模态及软件工具等。第三～七章讲述了各种纤维聚类的不同方法,包括基于结构及解剖的方法、功能信息引导的方法以及多尺度一致对应的纤维聚类方法等。

本书对于理解大脑神经纤维的自动聚类及大脑的结构、功能具有参考意义,可作为脑影像、脑科学、图像处理等专业人员及影像医生的参考用书。

图书在版编目(CIP)数据

大脑神经纤维的自动聚类/葛宝著 . —西安:西北工业大学出版社,2019.9
ISBN 978 - 7 - 5612 - 6632 - 8

Ⅰ.①大… Ⅱ.①葛… Ⅲ.①脑神经-神经纤维-聚类分析-研究 Ⅳ.①R322.85

中国版本图书馆 CIP 数据核字(2019)第 219843 号

Danao Shenjing Xianwei de Zidong Julei
大脑神经纤维的自动聚类

责任编辑:胡莉巾	策划编辑:肖亚辉
责任校对:张 潼	装帧设计:李 飞

出版发行:西北工业大学出版社
通信地址:西安市友谊西路 127 号　　邮编:710072
电　　话:(029)88491757,88493844
网　　址:www.nwpup.com
印 刷 者:陕西向阳印务有限公司
开　　本:727 mm×1 000 mm　　1/16
印　　张:7.875　　彩插:12
字　　数:154 千字
版　　次:2019 年 9 月第 1 版　　2019 年 9 月第 1 次印刷
定　　价:36.00 元

前　言

随着扩散张量成像(DTI)技术的发展,人们已经可以通过纤维追踪方法来推断大脑的神经纤维连接信息。然而数以万计的纤维轨迹很难被观察、分析和研究,因此需要将这些密集的纤维轨迹分为纤维束,即大脑神经纤维聚类,之后便可以进行基于纤维束的诊疗分析等后续处理和应用。目前大脑自动纤维聚类方法存在以下不足:①只采用了几何和解剖特征作为聚类特征,并需要精确地配准,导致纤维聚类的结果缺乏功能意义;②很少有方法能够鉴别出不同个体间对应的纤维束;③大部分研究者只局限于将神经纤维聚类为数量固定的纤维束,很少在多尺度下研究纤维聚类。针对这些问题,本书进行以下几方面的研究:

针对现有基于图谱的纤维聚类方法的缺点,即只考虑灰质区域的连接信息、配准方法不够先进等,本书第三章介绍一种新的基于解剖特征的自动纤维聚类方法,其基本的假设是经过相同大脑区域的纤维属于同一纤维束。其中用到灰质和白质的解剖学标签,并使用生物学上的符号序列比对的方法定义纤维之间的相似性,最终得到具有高度解剖连接一致性的纤维束,并将此方法应用于自闭症患者的纤维束特性分析。

针对现有纤维聚类方法只采用几何和解剖信息作为特征的局限性,本书第四章结合静息态功能核磁共振成像(rs-fMRI)模态,介绍一种新的基于单一功能特征的自动纤维聚类方法,其神经学基础是同一束纤维内部的轴突纤维具有功能一致性。首先,用一条白质纤维两端的灰质体素的 rs-fMRI 时间序列来代表此白质纤维,白质纤维之间的功能相关性用它们的 rs-fMRI 时间序列之间的相关性来衡量。然后,利用数据驱动的 AP 算法进行聚类。实验结果表明,联合 rs-fMRI 和 DTI 的以 rs-fMRI 为引导的纤维聚类能获得具有功能一致性的纤维束;对于精神分裂症患者进行纤维束分析,可以鉴别出与对照组对应的纤维束,而且,精神分裂症组在局部具有统计意义上较低的 MD 值和较高的 FA 值。作为进一步的探索,第七章利用 Task-fMRI 数据进行纤维聚类,得到具有明确功能意义的纤维束。设计嵌入式聚类的卷积自动编码器，探索面向重构和聚类的特征，由此得到具有明确功能意义的纤维束，并用原始任务设计曲线验证这些特征。此外，笔者将功能和结构信息结合起来，以增强纤维聚类结果，并同时得到功能和结构意义上的纤维束。

目前纤维聚类很少具有多尺度性和个体间的对应性，因此本书第五章和第六章提出一种基于 DICCCOL（稠密的、个体化的、基于连接的并具普遍性的大脑皮层地标）的纤维聚类方法，它能够鉴别多尺度的、个体间对应的并同时具有结构连接和功能连接一致性的纤维束。第五章重点在于鉴别个体间对应一致的纤维束。第六章在此基础上，开发多尺度的聚类算法并进行多尺度对应一致的纤维聚类实验。实验结果表明，本方法能够得到组间优化的、个体间对应的多尺度纤维束，并且一旦形成一个优化的、多尺度的大脑网络模板，其组间聚类的结果便能够作为模板对新的大脑进行纤维束的预测，减少时间复杂度。更重要的是，它与 DICCCOL 地标角色的结合使我们可以鉴别每一纤维束的解剖和功能角色。

本书主要介绍笔者在大脑神经纤维聚类方面的研究工作，同时也努力将前人的研究成果进行总结和对比，并将所涉及的脑科学相关问题涵盖进来。书中的很多工作离不开西北工业大学郭雷老师实验室和美国佐治亚大学 Tianming Liu 实验室等相关人员的参与和帮助，在此表示感谢。

写作本书曾参阅了相关文献、资料，在此谨向其作者深表谢意。

本书是笔者对自己在这一领域的工作总结，如能对从事脑影像科学领域的学者或研究生有所帮助，甚感欣慰。

因水平有限，书中难免有欠妥之处，恳请读者批评指正。

葛　宝

2019 年 6 月于陕西师范大学

目　　录

第一章
绪　　论

1.1　研究的背景及意义

自从 1977 年 Damadian 成功研制世界上第一台核磁共振扫描仪以来,磁共振成像技术(Magnetic Resonance Imaging,MRI)作为一种无创伤检测手段被广泛地应用于科研、医学和生产等领域。而后出现的磁共振成像的新技术,如扩散加权成像(Diffusion – Weighted Image,DWI),扩散张量成像(Diffusion Tensor Imaging,DTI),以及功能核磁共振成像(functional MRI,fMRI)等使得人们可以进一步获取大脑的结构、连接和时间功能信号信息。

大脑白质纤维的自动聚类是基于纤维束的组间统计分析的先决条件。扩散张量成像技术[1]有时也称为弥散张量成像,是一种非侵入式的活体脑影像工具,利用水分子在大脑白质里的各向异性扩散特性来推断大脑的神经纤维连接信息。对于人脑,DTI 纤维追踪技术[2]可以产生大约 $10^4 \sim 10^5$ 个白质纤维追踪轨迹,如此庞大数量的轨迹所提供的各种信息[如各向异性分数(FA)、平均弥散率(MD)等]不能轻易被理解。为了从扩散张量成像中得到有意义的、可以进行人与人之间比较的信息,这些大量的白质纤维轨迹需要被纤维聚类方法[3-7]分割为有内在完整意义的纤维束。需要特别说明的是,遵从多数文献的写法,书中词汇"白质纤维""神经纤维""纤维"都代表白质神经纤维轨迹,但它实际上与生物学上的白质纤维有所区别,由于 DTI 成像分辨率的限制,通常是多条生物学上的白质纤维组成了一条 DTI 纤维追踪得到的白质纤维轨迹,从而这些聚类得到的纤维束成为下一步基于纤维束的组间统计分析的基础,如比较对照组与自闭症患者的白质纤维束上分数各向异性组(FA)的差别。然而,由于缺少对神经纤维束边界的精确定义,使得神经纤维束的自动聚类成为一项具有挑战性的工作。

另外,大脑白质纤维的自动聚类和人类大脑连接图(human connectome)工程相辅相成。Sporns 在文献[8]中指出人的大脑连接图可以从微尺度(microscale)、中尺度(mesoscale)和大尺度(macroscale 或 large – scale)3 个空间尺度进行研究,分别代表神经元、神经元集群和大脑脑区 3 个水平。目前该领域的研究主要集中在大尺度水平上,主要研究两种不同类型的网络,即结构网络和功能网络。结构网络的结点为空间上分开的灰质区域,连接/边指的是连接灰质区域的纤维通路,通常通过结构磁共振成像(Structural Magnetic Resonance Imaging,Structural MRI)和 DTI 等成像技术来重构大脑的结构网络;功能网络通过计算灰质区域间的功能连接而得到,功能连接/边描述了区域间的功能相关性,通常由脑电图(Electroencephalogram,EEG)、脑磁图(Magnetoe-ncephalography,MEG)和 fMRI 等技术建立大脑功能网络。一方面,结点和边组成了邻接矩阵,图论和复杂网络理论常被用来分析两种网络的特性[9](如特征路径长度、平均最短路径、丛聚系数等),从而为探究大脑的相关机理提供参考,帮助人们理解大脑的基本架构和原理,并使其具有相关诊疗价值。而另一方面,大脑连接图的开发也可为纤维聚类提供参考,例如功能连接图在某些皮层区域应该与结构连接一致,最新定义的大脑皮层地标[10]也可为纤维聚类提供统一定位。

1.2 研 究 综 述

1.2.1 纤维聚类方法综述

一个典型的白质纤维自动聚类框架可分为两个步骤,首先通过定义白质纤维间的相似性特征计算得到相似性矩阵;然后应用各种聚类算法进行聚类得到神经纤维束。这些方法的优劣与区别重点在于对白质纤维之间相似性特征的定义。之前的研究采用了两类特征:几何特征和解剖结构(或基于解剖学图谱)特征,也相应地按时间大致分为两个阶段。

第一阶段利用基于几何特征的测度来表达白质纤维的形状、位置、方向上的差别。例如,Corouge 和 Gerig 等人[4-5]通过寻找一条曲线上每一点在另一条曲线上的最近点来定义两条曲线上所有点之间的对应关系,依据这些点和点之间的对应关系,定义了三种相似性度量,包括最近点距离(closest point distance)、平均最近距离(mean closest distance)和 Hausdorff 距离。Maddah 等人[6]用一个三维的 5 次 B 样条曲线来表达白质纤维的形状。Brun 等人[3]用一个 9 维描述子来表达位置、形状和方向信息。在几何特征中使用最广泛的当属 Corouge 等人[4]和 Gerig 等人[5]提出的平均最近距离,其同时包含白质纤维的形状和位置信息。Maddah 等人[11]提出使用马氏距离(Mahalanobis distance)测量纤维之间的相似性。但这些方法缺乏有力的医学依据，如对通过胼胝体纤维这类具有相似形状、位置和方向的白质纤维进行分类时，显得无能为力。

第二阶段是基于结构特征的方法，通常以解剖图谱为基础，认为同一束白质纤维连接（或经过）相同的图谱标签。最早由 O'Donnell 和 Westin[7] 手工地根据解剖图谱产生一系列的白质纤维束模板，来自新的大脑的纤维则根据模板进行分类。其手工产生纤维束模板的过程需要大量的人工参与和参数设置。Maddah 等人[6] 将解剖结构特征和几何特征结合来提高可靠性。Xia 等人[12] 根据纤维端点所在的大脑灰质区域的不同来聚类。Wakana 等人[13] 利用已知的一些纤维束的先验知识来定义一个或多个感兴趣区域（Region of Interest，ROI），从而这些 ROI 可用作以后的纤维束定位。在第三章中将用一系列解剖标签来表达一条白质纤维，然后采用生物信息学的序列比对算法计算纤维间的相似性。这类方法具有解剖学上的意义，但其聚类结果过于依赖图谱本身的分割和配准方法的准确性；而解剖图谱又包含 Brodmann 图谱[14]、AAL 图谱[15]、Harvard-Oxford 图谱[16] 等多个不同的分割版本；配准的方法更是处于不断改善中，有线性配准（AIR http://bishopw. loni. ucla. edu/air5/，FLIRT http://fsl. fmrib. ox. ac. uk/fsl/fslwiki/）和非线性配准（HAMMER http://www. nitrc. org/projects/hammerwml/，ANTS http://www. picsl. upenn. edu/ANTS/，FNIRT http://fsl. fmrib. ox. ac. uk/fsl/fslwiki/）等。再加上大脑个体内异常复杂的褶皱结构和个体间的结构差异，导致配准分割在边界不准确，从而基于此的纤维束边界也不准确。

得到神经纤维间的相似性后，选取一种合适、先进的聚类算法进行聚类也是非常重要的，常用的算法有谱聚类[17-19]、分级聚类[20-22]、k-均值[23] 和 AP 算法[24] 等。后期的多尺度聚类方法可鉴别不同尺度下的纤维束，但大多采用生物学上简单的层次聚类，每次两两聚类形成一个二叉树。这并不符合实际情况，即我们不能假定每个纤维束恰好可再分为两个纤维束，相应地，分层数目也就不合理。

1.2.2　纤维聚类方法评价

当前，对于自动纤维聚类方法还没有一个精确、统一的评价标准，大量的神经纤维聚在一起，神经纤维的边界本身就很难划分。目前已有的评价分三种：第一种是通过视觉检验，神经学专家对聚类的纤维束进行视觉上的解剖学检验。第二种是与手工提取的纤维束进行比较，可比较的定量指标有正确率（Correctness）、完整性（Completeness）[25] 和空间匹配度（Spatial Matching

Ratio，SMR)[13]。手工提取方法只能是对一些已知的、宏观的、有明确解剖特性的纤维束进行提取，所以，只是在一定程度上的评判标准。第三种评价方法不依赖手工方法，完全利用聚类结果本身去评价，如比较聚类得到的不同个体间纤维束的 Hausdorff 距离，或者比较同一种方法在重复的扫描数据下的可重复性。

1.3 本书的内容及章节安排

根据以上所述，如何选取一种更有效的区分纤维的测度一直是研究的重点，本书将在第三～六章采取不同的测度，分别从解剖的、功能的以及几何的特征等几方面来研究其对于纤维聚类的有效性。而后聚类算法的选择也是根据实际采取谱聚类算法以及 AP 算法等。然而自动纤维聚类仍面临更多的挑战。例如，如何对不同个体聚类出的纤维束找出对应的、共同的纤维束，这对于以后基于纤维束的组间分析尤为重要；如何进行多尺度下的纤维聚类，从而使得在不同尺度下的纤维束都具有研究意义；聚类产生的纤维束是否适合进行疾病诊断分析；纤维束聚类和大脑网络的关系是什么样的，网络结点的聚类是否可以为纤维聚类带来参考作用；等等。对这些问题和挑战，本书后续章节将做出研究、讨论和阐释。

本书的章节内容安排如下：

第一章，对研究的问题进行描述，对之前的研究进行总结及分析。

第二章，对后续章节所用到的基础的神经科学知识，如大脑解剖结构等进行介绍，并且简单讲述两种大脑成像模态，即扩散张量成像（DTI）和功能核磁共振成像（fMRI），对其成像的原理和成像后的预处理步骤也分别进行介绍。此外，对预处理软件进行介绍。

第三章，提出一种基于解剖特征（图谱）的自动纤维聚类方法，相对现有基于图谱方法的缺点，即只考虑灰质区域信息、配准方法不够先进等而言，本方法不仅考虑神经纤维所连接的灰质区域信息，而且将其所经过的白质区域同时纳入一个符号序列，从而更加精确地对神经纤维所经过的路径进行标注，并以类似于生物序列比对的方法对神经纤维路径进行比较求其相似性。此外，与手工提取纤维束的方法进行比较，以验证本方法在宏观层次上聚类的有效性。

第四章，由于发现现有的方法使用的都是几何的或者解剖的特征，然而从某种意义上讲，更需要聚类的纤维束具有功能一致性，这样才可能鉴别功能与结构连接一致的网络，才可以具有更精确的诊疗作用。因此，在本章笔者试图结合fMRI模态图像进行以功能为单一特征的纤维聚类，结果初步表明，在对胼胝体这类形状较为相似的纤维进行聚类时,以 fMRI 模态数据为引导的纤维聚类可以将胼胝体纤维分为功能一致的纤维束。

第五章和第六章基于最新发现的关于大脑皮层地标的研究成果,这些大脑皮层地标为笔者提供了统一的大脑参照系。其主要优点是一致的、个体间对应的 358 个地标保证了"骨架"纤维束的对应性,从而可以得到个体间对应的纤维束,而且 358 个地标同时保证了"骨架"纤维束的可信度。

其中,在第五章首先以 358 个皮层地标为基础,以传统的 Brodmman 大脑分区为参考,鉴别出组间优化的一致的"骨架"纤维束。然后,将剩下的纤维归类到已有的纤维束"骨架"上,归类时根据 rs-fMRI 数据导出的纤维之间的功能相关性来求取纤维相似度。本章的纤维聚类方法有效地利用大脑内在的结构和功能特性来进行纤维聚类,使得产生的纤维束包含了个体间对应的连接性和功能性。

在第六章,提出多尺度下的纤维聚类方法。由于大脑网络本身的多尺度特性,所以多尺度的纤维聚类具有其独特意义。本章的多尺度纤维聚类在大脑皮层地标的基础上,首先进行大脑网络的地标结点的多尺度聚类,形成多尺度的大脑网络,然后以此作为纤维聚类的参考。此方法将大脑网络构造和纤维聚类两个研究方向相结合,对于大脑的研究具有一定的借鉴意义。

第七章,使用任务功能信息定义纤维束,即属于同一束的纤维应具有相似的功能,并设计嵌入式聚类的卷积自动编码器,探索面向重构和聚类的特征。由此得到具有明确功能意义的纤维束,并用原始任务设计曲线验证这些特征。此外,将功能和结构信息结合起来,以增强纤维聚类结果,并同时得到功能和结构意义上的纤维束。

第二章
扩散张量成像(DTI)及功能核磁共振成像(fMRI)

由于本书后续章节将涉及两种成像模态,即扩散张量成像和功能核磁共振成像,因此本章主要介绍这两种成像模态。

2.1 大脑的基本构造

人类大脑神经元是由细胞体和神经纤维组成的,如图2-1所示。由神经元的轴突或长的树突以及包裹在轴突外的髓鞘构成的神经纤维称为有髓鞘纤维。还有一种无髓鞘纤维仅由神经元的轴突和树突二者构成。细胞体中有细胞核,神经纤维中有细胞质。简单说来,神经元之间交互的过程如下:在神经元从其他神经元接收信号后,胞体会产生动作电位,经由轴突传输到达突触。神经递质在突触处被释放,如果达到足够的强度,突触后神经元被激活。灰质(Gray Matter,GM)主要由神经元的胞体和树突组成,一部分位于大脑皮层(根据几何结构的不同,又分为脑回和脑沟);另一部分位于大脑内部,也被称为皮下神经核团,如丘脑和基底神经节等。白质(White Matter,WM)由神经元的轴突组成,这些轴突缠聚在一起形成了白质神经纤维束。在大脑中,白质在内,灰质在外,如图2-2所示。在脊髓中正好相反,灰质在内,白质在外。除了灰质和白质两部分外,大脑还有另外两个重要的组成部分,即充满了脑脊液(Cerebro Spinal Fluid,CSF)的脑室和血管系统。

一个成年人的大脑中有大约10^{11}个神经元细胞,这些神经元细胞又通过大约10^{15}个突触互相连接,形成了一个庞大而复杂的大脑网络。这个高度复杂的网络是大脑进行信息处理和认知表达的生理基础。大脑皮层是一层覆盖在端脑表面的灰质,主要由神经元的胞体构成,是思考等活动的中枢。正常人类大脑皮层的厚度为$1.5 \sim 4.5$ mm,总面积约为$2\ 200$ cm^2。皮层的深部由神经纤维形成的白质构成。皮层表面高度扩展、卷曲,形成许多的沟和回。其中,下凹的叫沟,凸出的叫回,如图2-3所示。

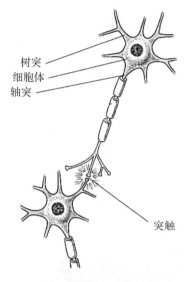

图 2-1　神经元的组成

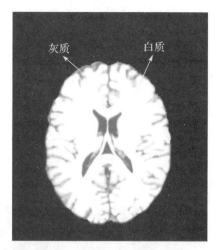

图 2-2　大脑中的灰质和白质

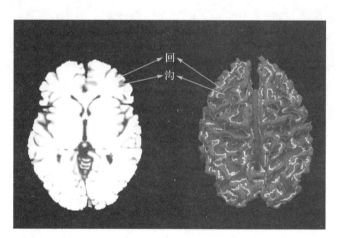

图 2-3　大脑的沟和回

　　对大脑可从不同层次进行分割。一般一个去除头骨后的大脑图像从组织上可分割为灰质、白质和脑脊液。最粗略地，从结构上大脑可分为左、右两半球，每个半球的功能各有侧重，比如主管语言功能的区域在大脑的左半球，主管情感或者语调的区域则位于大脑的右半球。每一半球又可进一步细分为 5 个脑叶，分别为顶叶、颞叶、枕叶、额叶和岛叶。额叶与躯体运动、发音、语言及高级思维活动等有关；顶叶与躯体感觉、味觉、语言等有关；枕叶与视觉信息的整合有关；颞叶与听觉、语言和记忆功能有关；岛叶与内脏活动有关。

对于白质，也就是神经纤维，有不同的解剖学分法，如 Brodmann 分区[14]、JHU 白质图谱(http://fsl. fmrib. ox. ac. uk/fsl/fslwiki/Atlases.)等。被关注更多的是关于灰质皮层的划分，如 HAMMER 中的图谱[26]、Harvard - Oxford 皮层皮下组织图谱(http://fsl. fmrib. ox. ac. uk/fsl/fslwiki/Atlases)、AAL 图谱[15]等。也有其他学者对皮层做了更精细的划分。

大脑的神经纤维大致分为以下三类(这只是宏观上解剖的划分，纤维聚类的意义不仅包括对这些纤维的划分，还包括其他尺度的划分)：

(1)连合纤维(commissural fibers)：为连接左、右大脑半球皮质的纤维。它包括胼胝体、前连合和穹窿连合。其中，胼胝体纤维也是本书重点研究的纤维，如图 2-4 所示。

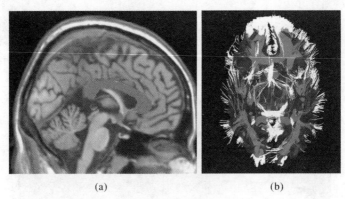

(a)   (b)

图 2-4　胼胝体纤维
(a)胼胝体；　(b)胼胝体纤维(白色)叠加在大脑表面

胼胝体(corpus callosum)：位于大脑纵裂底，在正中矢状切面上呈弓形，由连合左、右大脑半球的新皮质纤维构成；由前向后分胼胝体嘴、胼胝体膝、胼胝体干、胼胝体压部四部分。

前连合(anterior commissure)：紧邻穹窿前方，由连接两侧嗅球及颞叶的纤维组成。

穹窿连合(fornical commissure)：在胼胝体下方，由左、右穹窿之间的纤维构成，连接两侧海马。

(2)联络纤维(association fiber)：为连接同侧半球各叶皮质之间的纤维，如弓状纤维、钩束、扣带和上、下纵束等。

(3)投射纤维(projection fibers)：为连接大脑皮质与脑的其他部分及脊髓之间的上、下行纤维，如穹窿和内囊等。

穿隆(fornix)：为发自海马的投射纤维，呈弓形前行并靠近胼胝体下面，最后绕过室间孔的前方，终于乳头体核。

内囊(internal capsule)：位于尾状核、背侧丘脑与豆状核之间。

本书第三章用到的高维弹性配准的方法——HAMMER[26]，是另一种大脑分割方法，它基于图谱的配准和扭曲，把大脑区域配准到一个标准的大脑图集空间(Montreal Neurological Institute atlas，MNI)，得到由区域标记表达的整个大脑白质和灰质解剖图，如图 2-5 所示。其中个体图像和图谱之间的一对一连续对应，通过空间归一化方法来确定[26-31]。通过对应，将专家手工标记的大脑解剖图变换到个体图像空间，或反过来将个体空间变换到标准图谱空间。尽管研究人员已经开发了很多空间归一化方法，但是由于人类大脑皮层高度卷曲复杂的结构和个体之间的巨大差异，空间归一化，尤其在不同褶皱模式的皮层表面上确定一对一的解剖对应，仍然是一个具有挑战性的课题[32]。

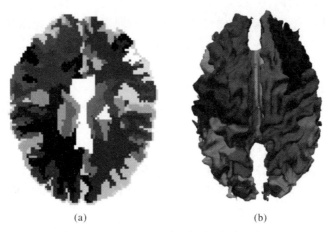

(a)　　　　　　　　　　　(b)

图 2-5　HAMMER 对于灰质、白质的分割

(a)切面分割图；　(b)分割映射到大脑表面

2.2　磁共振成像(MRI)原理

1946 年，斯坦福大学的 Bloch[33] 和哈佛大学的 Purcell[34] 分别发现了核磁共振现象，并因此获得诺贝尔奖。30 多年后核磁共振得到了应用，并且改名为磁共振。核磁共振的核是指某些原子的原子核，磁说明必须有外加磁场的存在，共振则是指一种物理现象。核磁共振即原子核内的质子有自旋特性，在一个外加磁场中，质子自旋轴会发生偏转，此时用一个与绕磁场方向旋转相同频率、相

同射频脉冲激发,可使原子核发生共振。利用这种原理得到的影像,称为核磁共振图像,这种成像技术即核磁共振成像。

含有单数质子的原子核,例如人体内广泛存在的氢原子核,其质子有自旋运动,带正电,产生磁矩,就像一个小磁体。小磁体自旋轴的排列无一定规律。但若在均匀的强磁场中,则小磁体的自旋轴将按磁场磁力线的方向重新排列。在这种状态下,用特定频率的射频脉冲进行激发,作为小磁体的氢原子核吸收一定量的能而共振,发生了磁共振。停止发射射频脉冲,则被激发的氢原子核以发射射频信号的形式释放能量回归到原来的平衡状态,其相位和能级都恢复到激发前的状态。释放出的射频信号经过三维空间编码由体外线圈接收,经计算机处理后重建成图像。

上述恢复过程称为弛豫过程(relaxation process),而恢复到原来平衡状态所需的时间则称为弛豫时间(relaxation time)。有两种弛豫时间,即纵向弛豫时间(T1)和横向弛豫时间(T2)。T2 衰减是由共振质子之间相互磁化作用所引起的,与 T1 不同,它会引起相位的变化。人体不同器官的正常组织与病理组织的 T1 是相对固定的,而且它们之间有一定的差别,T2 也是如此。这种组织间弛豫时间上的差别,是 MRI 的成像基础。

纵向弛豫时间(longitudinal relaxation time)T1[35-36]又称自旋-晶格弛豫时间(spin - lattice relaxation time),反映自旋核把吸收的能传给周围晶格所需要的时间,也是 90°射频脉冲质子由纵向磁化转到横向磁化之后再恢复到纵向磁化激发前状态所需的时间,一般定义为纵向磁化矢量从最小值恢复至平衡态的 63% 所经历的弛豫时间。不同的生物组织也有着不同的 T1 值,其纵向弛豫率的快慢不同,所产生的 MR 信号强度也不同,在图像上则表现为灰度值的差别。通过采集具有 T1 依赖性的部分饱和纵向磁化产生的 MR 信号并重建获得的图像即为 T1 加权图像。

横向弛豫时间(transverse relaxation time)T2[35-36]又称自旋-自旋弛豫时间(spin - spin relaxation time),反映横向磁化衰减、丧失的过程,一般定义为磁化矢量的横向分量衰减至其 37% 所需要的时间。T2 值具有组织区分度,不同组织及病理组织有不同的 T2 值。蛋白质之类的大分子和固体的分子晶格固定,分子间的自旋-自旋作用相对恒定而持久,故横向弛豫衰减过程快,T2 值小,从而 MR 信号强度低;而小分子具有快速平动性,使横向弛豫衰减过程变慢,T2 值大,从而 MR 信号强度高。通过采集具有 T2 依赖性的 MR 信号而重建的图像称为 T2 加权图像。

T1 加权图像(T1 weighted Imaging,T1WI)主要用于观察组织结构。T2 加权图像(T2 Weighted Imaging,T2WI)主要用于观察病变组织。图 2 - 6 所

示为两种加权图像。

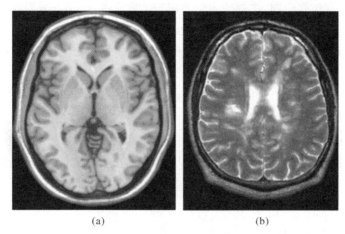

(a) (b)

图 2-6 两种 MRI 成像数据

(a)T1 加权成像数据；(b)T2 加权成像数据

2.3 DTI 的成像原理及其预处理

扩散张量成像[37](DTI)是在常规磁共振成像 MR 和弥散加权成像 DWI 基础上发展起来的一种新的磁共振成像技术,它对体内水分子扩散运动的描述较DWI 更为精确,可在三维空间内定量分析组织内水分子的弥散运动,利用组织内水分子弥散呈各向异性的特征进行成像[38-39]。DTI 是目前唯一无创性活体研究脑白质纤维形态结构的方法,可以清晰地勾画出脑内主要白质纤维束的走向及空间分布,显示脑内病变对白质纤维束形态结构的直接或间接影响。

2.3.1 DTI 脑成像的基本原理

扩散核磁共振图像(Diffusion MRI)是所有可以采用测量水分子弥散特性进行 MRI 成像的统称。根据弥散信息被重构和表达方式的不同,可分为扩散加权成像(DWI)、扩散张量成像(DTI)以及一些新的技术,如高角分辨率扩散成像[40](High Angular Resolution Diffusion Imaging，HARDI)、扩散谱成像[40](Diffusion Spectrum Imaging,DSI)等。本节简要介绍 DTI 的基本原理,而 DTI 也是本书后面实验所用的成像模态。

1950 年,Hahn[41]发现生物组织的水分子的随机运动可能会导致 MRI 信号的衰减,后来 Stejskal 和 Tannner[42] 使用两个梯度脉冲来描述信号的衰减。直到 20 世纪 80 年代后期,扩散的测量才用于扩散成像,Le Bihan[43] 在一个实验中使用一系列不同的 b 值(弥散敏感系数,单位为 s/mm^2,由施加的梯度场强的参数来控制)进行成像,b 值越大,对水分子的弥散运动越敏感,可引起较大的信号衰减。

$$b = (\gamma G \delta)^2 (\Delta - \delta/3) \qquad (2-1)$$

其中,γ 是旋磁率;G 为梯度脉冲的强度;δ 为每个梯度脉冲施加时间;Δ 为两次脉冲施加时间间隔。扩散加权信号通过一个体素的所有水分子的磁化求和得到,假设扩散过程是各向同性的高斯扩散,水分子的运动导致信号衰减的公式为

$$S = S_0 e^{-bD} \qquad (2-2)$$

从而

$$D = -\frac{1}{b} \ln \frac{S}{S_0} \qquad (2-3)$$

其中,S 为扩散加权信号强度;S_0 为不加梯度脉冲的信号强度;D 为扩散系数,但在人体生理环境中,D 值受多种因素影响,所以常用表现弥散系数(Apparent Diffusion Coefficient,ADC)来衡量水分子在人体组织环境中的弥散运动,即把影响水分子运动的所有因素(随机的和非随机的)都叠加成一个观察值,反映弥散敏感梯度方向上的水分子位移强度。每一次的扫描包含 x,y,z 三个方向的梯度脉冲,沿其中任何方向的扩散均可被测量,扩散测量值 ADC 不依赖于梯度脉冲的方向,在各个方向都一样。但在各向异性的组织当中,如白质对不同的梯度方向进行扫描,ADC 会有很大差异。因此,用 ADC 来描述扩散程度已经不再适合。1994 年,Basser 等人[1,44] 提出二阶弥散张量模型,即用一个 3×3 的对称正定矩阵来描述水分子弥散的形状,这时每个方向的扩散是不相同的,扩散的椭圆体形状可以用 $\boldsymbol{D}$ 的对角化来描述。这种用张量模型来表达扩散特性的图像模态被称为扩散张量成像(DTI)。 扩散张量

$$\boldsymbol{D} = \begin{bmatrix} D_{xx} & D_{xy} & D_{xz} \\ D_{yx} & D_{yy} & D_{yz} \\ D_{zx} & D_{zy} & D_{zz} \end{bmatrix} \qquad (2-4)$$

从理论上讲,为了求解扩散张量 $\boldsymbol{D}$,需要至少 6 次扫描获得的扩散加权图($b \neq 0$)和一个没有扩散加权的 T2 图($b=0$),这是因为 $\boldsymbol{D}$ 是对称的,具有 6 个独立的元素($D_{xx}, D_{yy}, D_{zz}, D_{xy}, D_{yz}, D_{zx}$)。但在实际中,为了增大信噪比,常采用更多的 b 值,b 的不同选择可参考文献[45-47]。图 2-7 显示了采用 17 个 b 值进行扫描得到的原始图像,其中图 2-7(a) 为 B0 图,图 2-7(b) 为加权图。而计算

得到的张量 $\boldsymbol{D}$ 的灰度图像如图 2 - 8 所示，其中每一幅图像和 $\boldsymbol{D}$ 的元素位置对应，如左上角的图像对应D_{xx}。

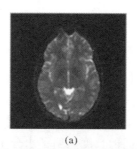

(a)

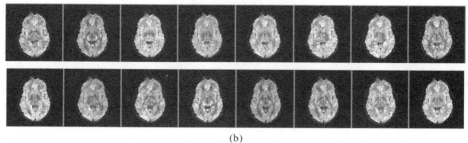

(b)

图 2 - 7　原始的 DTI 图像

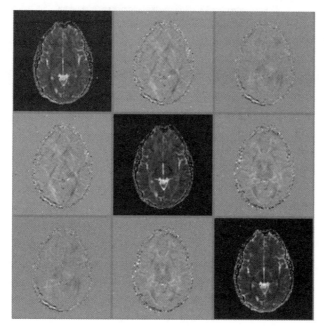

图 2 - 8　张量 $\boldsymbol{D}$ 的显示

现在来看扩散张量 $\boldsymbol{D}$ 的物理意义。$\boldsymbol{D}$ 表达了在各个方向的水分子的扩散程度，可被对角化，则有

$$\boldsymbol{D} = \begin{bmatrix} D_{xx} & D_{xy} & D_{xz} \\ D_{yx} & D_{yy} & D_{yz} \\ D_{zx} & D_{zy} & D_{zz} \end{bmatrix} \longrightarrow \begin{bmatrix} \lambda_1 & 0 & 0 \\ 0 & \lambda_2 & 0 \\ 0 & 0 & \lambda_3 \end{bmatrix} \begin{bmatrix} v_1 \\ v_2 \\ v_3 \end{bmatrix} \qquad (2-5)$$

其中，$\lambda_1, \lambda_2, \lambda_3$ 为扩散椭圆体在三个方向的扩散程度。λ_1 最长，λ_2 居中，λ_3 最短。对应的向量 $[v_1 \quad v_2 \quad v_3]^T$ 即三个主轴的方向，如图 2-9 所示。v_1 被称为主扩散方向（Principal Diffusion Direction，PDD）。扩散椭圆体具有明确的物理含义，在任一方向上，椭球在空间的长度表明了水分子沿此方向弥散的平均位移。大脑白质中水分子的扩散是各向异性的，那么扩散椭圆体的三个正交的轴中，最长轴代表扩散最大的方向，最短轴代表扩散最小的方向。在大脑 DTI 影像中，通常认为最长轴线平行于神经纤维的方向[48]，而最短轴线垂直于神经纤维的方向，所以称 v_1 为主扩散方向。在脑脊液和大脑灰质中，水分子的弥散是各向同性的，此时扩散椭圆体的三条轴线长度相等。常用主扩散方向来显示神经纤维走向[49]，如图 2-10 所示，从而一些主要的纤维束可以通过纤维走向图鉴别，其中红色表示纤维是左右走向，绿色表示前后走向，而蓝色表示上下走向。颜色的亮度用 FA 值（见 2.3.2 节）的大小来表示。图 2-10 也被称为彩色编码图。

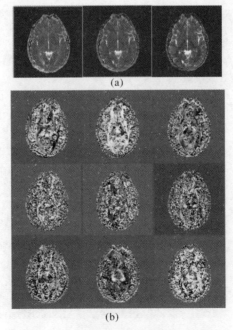

(a)

(b)

图 2-9　张量的本征值和本征向量图

(a)三个本征值图像；　(b)本征向量图像

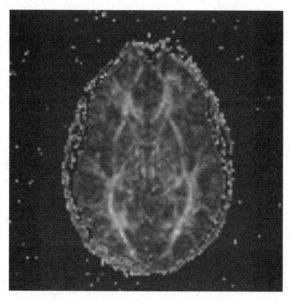

图 2-10　纤维走向图(彩色编码图)

2.3.2　DTI 预处理

1. DTI 的参数

通常,为了便于观察宏观的脑结构,或者诊断脑疾病,需要从张量 $\boldsymbol{D}$ 中获取关于每一体素的三种类型的信息[48],即平均弥散度(Mean Diffusivity,MD)、各向异性指数和主扩散方向 PDD。

平均弥散度描述了一个体素中水分子的总体均方位移,也称为 DTI 的表观弥散系数(ADC)。

$$\mathrm{MD} = \frac{\mathrm{Tr}(\boldsymbol{D})}{3} = \frac{D_{xx} + D_{yy} + D_{zz}}{3} = \frac{\lambda_1 + \lambda_2 + \lambda_3}{3} \qquad (2-6)$$

其中,$\mathrm{Tr}(\boldsymbol{D})$ 为矩阵 $\boldsymbol{D}$ 的迹,所以平均弥散度 MD 和 $\mathrm{Tr}(\boldsymbol{D})$ 有时等效使用。

各向异性指数描述了空间上水分子位移的差异程度,有三种最常用的各向异性指数,即相对各向异性 RA(Relative Anisotropy)、分数各向异性 FA(Fractional anisotropy)和体积比 VR(Volume Ratio)。

$$\mathrm{RA} = \frac{1}{\sqrt{2}} \sqrt{\frac{(\lambda_1 - \lambda_2)^2 + (\lambda_2 - \lambda_3)^2 + (\lambda_3 - \lambda_1)^2}{3(\lambda_1 + \lambda_2 + \lambda_3)}} = \frac{\sqrt{3}}{\sqrt{2}} \frac{\left| \boldsymbol{D} - \frac{1}{3}\mathrm{Tr}(\boldsymbol{D})\boldsymbol{I} \right|}{\mathrm{Tr}(\boldsymbol{D})}$$

$$(2-7)$$

$$FA = \sqrt{\frac{(\lambda_1 - \lambda_2)^2 + (\lambda_2 - \lambda_3)^2 + (\lambda_3 - \lambda_1)^2}{2(\lambda_1^2 + \lambda_2^2 + \lambda_3^2)}} = \frac{\sqrt{3}}{\sqrt{2}} \frac{\left| \mathbf{D} - \frac{1}{3} \mathrm{Tr}(\mathbf{D})\mathbf{I} \right|}{|\mathbf{D}|}$$

$$(2-8)$$

$$VR = 1 - \frac{\lambda_1 \lambda_2 \lambda_3}{[\mathrm{Tr}(\mathbf{D})/3]^3} \qquad (2-9)$$

其中，$\mathbf{I}$ 为单位张量。这三个指数本质上是相同的，取值范围都为 $0 \sim 1$（0 为各向同性，1 为完全的各向异性），它们都描述了扩散椭圆体的形状。FA 定量地描述了扩散张量的各向异性成分与整个扩散张量之比。RA 为张量的各向异性和各向同性之比。VR 代表了椭圆体积与球体积之比。从这 3 个指数的表达式可看出，FA 和 RA 可以不必先计算本征值而直接通过 $\mathbf{D}$ 得到，因为它们可以被张量和其迹直接表达[50]。

2.涡流校正

在进行 DTI 扫描时，梯度线圈的涡流会造成扩散加权图的拉伸或切变，这些变形在不同的梯度方向是不同的，而涡流校正即校正这些变形，同时可以纠正简单的头动。常使用 FSL 的 FDT 工具里的 eddy - current - correction 来进行 DTI 图像的涡流校正。

3.头骨去除

头骨位于大脑皮层外，可以保护大脑不受损伤，或减轻外力所带来的伤害。头骨不属于大脑图像分析的范围，所以在做进一步分析处理之前，要去除头骨，常用的工具为 BET[51]，它可以快速有效地去除头骨，通常 1 min 之内可完成。它不需要手工参与，特殊情况可以手工调参数。BET 工具因其良好的分割效果常被嵌入到其他软件当中，如 MRIcro，MIPAV，FSL 等（这些软件在本章最后有详细介绍）。

4.线性配准

DTI 图像通常有一些成像质量问题，如出现重影（由轻微的头动所引起）、"斑马线"等，所以，最好在处理之前进行简单的配准。通常采用线性配准就可以了，如采用 DTIStudio 的 AIR 工具进行配准，将其他加权图配准到 B0 图上，可以选择配准的方法、插值的方法和优化的方法等参数。

5.大脑组织分割

大脑组织分割是指将大脑图像分割为白质（WM）、灰质（GM）和脑脊液

(CSF)三部分,即组织分割。下面的大脑表面重构也是建立在此基础上的,而3.2.1节中HAMMER图像分割配准也要先进行脑组织分割。一般的大脑组织分割是在结构MRI上进行的,因为其拥有比DTI更高的分辨率。然而实际的情况,例如实验数据中没有结构MRI的成像数据,因此只利用DTI来进行分割就显得尤为重要。DTI下的脑组织分割方法可参考文献[52-53],其算法思想大致如下:

首先,可以利用单个DTI参数图像中的组织对比度将大脑分为两类。具体地讲,脑脊液的ADC值明显比白质和灰质中的高,因此可以利用ADC参数图像将大脑分为脑脊液和非脑脊液两部分。另外,白质神经纤维的FA值要明显高于灰质和脑脊液,因此可以利用FA参数图像将大脑分为白质和非白质两部分。同样,其他参数图像,如张量的各个特征值图、分布各向异性(FA)、相对各向异性(RA)、容量比(VR)等也被用来进行单通道图像的分割。通过此步,产生了7个单通道的两类组织分割图。然后,利用STAPLE[54]算法融合以上得到的7个两类组织分割图,得到更为精确的大脑组织分割图。

除此之外,也可使用FSL的FAST工具对DTI的B0图进行组织分割,然后对其他加权图像以分割的B0图为掩模进行分割。

6.大脑表面重建

为了更好地描述和分析大脑皮层,进一步理解人类大脑皮层形态和功能的变化,人们往往需要从三维MRI构建三角形化的三维大脑皮层表面,从而可以直观地研究皮层结构。而这里进行大脑表面的重构,一方面是为了和纤维的联合显示,如第四章的结果显示;另一方面也需要联合大脑表面来处理数据,如第五章、第六章中要找出那些穿过DICCCOL[10]地标点所形成的ROI的纤维。

在三维大脑磁共振图像中,从三维图像中重建大脑皮层表面是很具挑战性的工作[55-64]。重建大脑表面可以分为基于体素的方法[59-61]和基于变形表面模型的方法[56-59,62-64]。本书采用的是基于体素的方法,从三维大脑磁共振图像中重建的大脑皮层表面指的是介于大脑白质和灰质之间的中间表面。其过程大致如下(更多细节请参考文献[58,65]):

首先利用FSL的BET工具去除大脑图像中的头骨,然后利用FAST工具进行灰度非均匀校正,并将大脑图像分割为灰质、白质和脑脊髓液,再对大脑白质进行拓扑校正[66],利用Marching Cubes[59-60,67-68]方法构建大脑皮层表面,最后对大脑皮层表面进行平滑和采样,得到平滑简化之后的大脑皮层表面。图2-11为一个利用该方法重建大脑表面中间表面的实例流程图[65]。

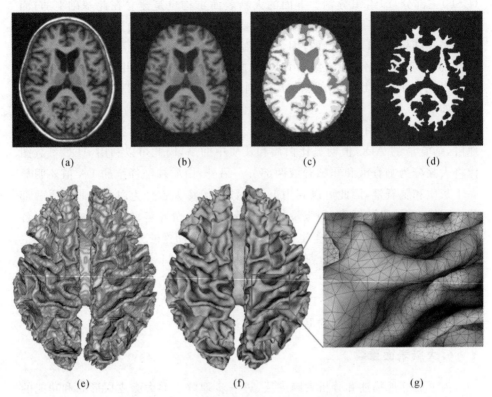

图 2-11　一个重建大脑皮层表面的实例流程图

(a)一个原始三维大脑磁共振图像的切片；　(b)去除颅外组织的大脑图像；

(c)组织分割的大脑图像；　(d)拓扑结构校正的大脑白质图像；

(e)用 Marching Cubes 重建的大脑皮层内表面；　(f)平滑和采样的最终大脑皮层内表面；

(g)为(f)中矩形区域框定的大脑皮层内表面区域的网格放大图

2.3.3　DTI 纤维追踪

对于 DTI 图像，最重要的一个处理，即纤维(轨迹)追踪，通常的英文表述为 fiber tracking 或 tractography。纤维追踪是推断大脑结构连接的必要步骤，常分为两种方法：决定性方法和概率追踪方法。现在分别对这两种方法做简单的介绍，并对纤维追踪的其他方面进行说明。

1.追踪方法

(1)决定性方法又称流线型方法[69]或线传播方法[2]。流线型方法利用方向信息每次从一个种子点开始，一个一个像素地追踪，最终形成一个流线。这里以最具代表性的 Basser 方法[70]为例来说明其追踪过程。

假定每一像素的主扩散方向 PDD 平行于此处的纤维束走向,追踪纤维束轨迹可通过对以下微分方程进行积分得到:

$$\frac{\mathrm{d}r(s)}{\mathrm{d}s} = t(s) \tag{2-10}$$

其中,$r(s)$ 代表了三维空间下的白质纤维轨迹的曲线,弧长为 s。$t(s)$ 为 $r(s)$ 在 s 处的单位切向量。根据以上假设,上面的微分方程可被重新表述为

$$\frac{\mathrm{d}r(s)}{\mathrm{d}s} = \varepsilon_1[r(s)] \tag{2-11}$$

切向量 $t(s)$ 等同于本征向量 $\varepsilon_1[r(s)]$ 对应于张量 D 在 s 处的最大本征值。那么此微分方程可通过给定初始的条件 $r(s) = r_0$ 来求解而产生一个纤维轨迹。式中,r_0 被称为种子点。事实上,$r(s)$ 的解析解是不可得的,取而代之的是数值方法,如 2 阶 Runqe-Kutta 积分、4 阶 Runge-Kutta 积分、1 阶 Euler 方法[38]以及 FACT[71](Fiber Assignment by Continuous Tracking)方法。前两者要比后者能够获得更精确的纤维轨迹。在对差分方程进行积分前,先要构造连续的张量场,可采用近似的[70]、插值的方法[38,72]来获得平滑的、低信噪比的张量场,然后通过此连续的张量场计算 $\varepsilon_1[r(s)]$。图 2-12 显示了以所有点为种子点,采用 FACT 方法产生的整个大脑的纤维。

除了使用 PDD 来定义本地纤维方向外,还有一种简称为 TEND(Tensor Deflection)[73]的方法,它采用整个扩散张量 D 而非单独的 PDD 来减少噪声,能够获取更长的轨迹。

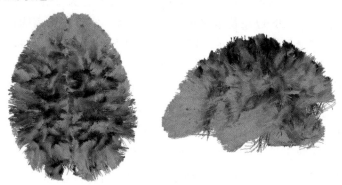

图 2-12　采用 FACT 方法产生的整脑的纤维

(2)概率追踪方法有时又称能量最小化方法[74]。由于决定性方法追踪出的纤维轨迹没有置信度,因此一些错误的纤维轨迹被赋予了与真实轨迹相同的意义[75]。然而概率追踪方法[73,75-81]能够推断出纤维连接的概率,告诉我们该从多

大程度上相信追踪的结果。这些概率的方法分为两类,即基于模型的方法和数据驱动的方法。

基于模型的方法通常事先假设一个模型来解释纤维方向的不确定性,这些模型用纤维方向的概率密度方程(PDF)来描述。一些代表性的模型方法有PICo[75](Probability Index of Connectivity),FMT[73](Fast Marching Technique),RAVE[73](Random Vector)和ProbTrack[73,76-77]。但是这些模型都是理想化的,不能真正描述实际数据的变化(这些变化来源于测量噪声,由许多因素所决定,有时很难对其模型化),而数据驱动的方法[79,82-83]直接从实验数据估计概率分布方程,不需要事先的假设模型。此处以PICo和FSL所使用的ProbTrack为例来介绍概率追踪方法。

Parker等人[75]提出了一个利用流线型方法来获得纤维连接概率的总体框架。他们采用概率密度方程(PDF)描述了每一体素的方向不确定性,而后用蒙特卡洛方法来重复线传播过程,从而建立了连接的可信度。在上述决定性方法中,方程式(2-11)描述了追踪的过程。PICo方法通过定义一个修正的主向量 $\boldsymbol{\varepsilon}_{1\mathrm{mod}}$ 将方向不确定性的思想纳入了流线型过程的每一步,从而方程式(2-11)演变为

$$\frac{\mathrm{d}\boldsymbol{r}(s)}{\mathrm{d}s} = \boldsymbol{\varepsilon}_{1\mathrm{mod}} \qquad (2-12)$$

$\boldsymbol{\varepsilon}_{1\mathrm{mod}}$ 从沿着轨迹的每一体素的概率密度方程得来。PICo的两种PDF都是通过解释扩散方向的形状来定义的,这两种PDF分别为0阶和1阶。对于0阶的类型,$\boldsymbol{\varepsilon}_1$ 方向的不确定性由各向异性来决定;而对于1阶的类型,$\boldsymbol{\varepsilon}_2$,$\boldsymbol{\varepsilon}_3$ 方向及其对应的本征值也用来提供不确定性信息,此时可以获得更为精确的方向分布。而后,线传播使用此PDF以蒙特卡洛过程重复进行。实验结果表明,此方法可以改善纤维发散或交叉情况下的追踪结果,1阶PDF能够鉴别更广范围的纤维连接,所以对于交叉的纤维更敏感。

而ProbTrack[73,76-77]方法使用贝叶斯方法和一个简单的体模型估计PDF,并假设一个体素内只有一个纤维方向。此方法的PDF可表达为 $P(\theta,\phi\mid Y)$,其中,(θ,ϕ) 是球形极坐标下的纤维方向,Y 为数据。$P(\theta,\phi\mid Y)$ 通过贝叶斯方程和马尔科夫链蒙特卡洛方法产生。全局的连接概率通过下式来估计:

$$P(\exists A \rightarrow B \mid Y_X) = \int_0^{2\pi}\int_0^{\pi}\cdots\int_0^{2\pi}\int_0^{\pi} P[\exists A \rightarrow B \mid (\theta,\phi)_{\mathrm{local}}] P[(\theta,\phi)_{x1} \mid Y_{x1}]\cdots$$
$$P[(\theta,\phi)_{xv} \mid Y_{xv}]\mathrm{d}\theta_{x1}\mathrm{d}\phi_{x1}\cdots\mathrm{d}\theta_{xv}\mathrm{d}\varphi_{xv} \qquad (2-13)$$

其中,$P(\exists A \rightarrow B \mid Y_X)$ 为 A 和 B 两点之间存在纤维连接的概率。此方程没有解析解,积分可以通过按照 $P(\theta,\phi\mid Y)$ 来采样而完成计算,这些采样形成了线型轨迹。

2. 终止条件

纤维追踪总是从种子点开始,直到满足某些特定的终止条件停止。两个最常用的终止参数为各向异性值(通常为 FA 值)和连续追踪的两个本征向量所形成的角度。实际上,这两个终止参数也适用于概率追踪方法。各向异性值用来阻止纤维轨迹进入灰质或者脑脊液。通常,灰质或者脑脊液的 FA 值小于白质,而灰质的 FA 值在 $0.1\sim0.2$ 之间,所以一般设置 FA 的阈值为 $0.2^{[2]}$。而角度阈值用来防止轨迹出现急转弯或者追踪回去。总之,一个好的阈值选择不仅依赖于我们对纤维束特性的理解,而且依赖于图像分辨率和算法等。

3. 种子点选择

无论是确定性方法还是概率方法,纤维追踪必须有初始的条件,即必须设置初始的感兴趣的种子点。例如,可选择一个种子点[77]放置在胼胝体的压部,如图 2-13(a)(b)所示为产生的相应纤维束。ROI 的放置需要很高的技巧,通常很难通过只放置一个 ROI 来获得感兴趣的纤维束,Conturo 等人[38]提出了多 ROI 技巧来稳定、方便地获取感兴趣纤维束的方法。这些 ROI 以布尔逻辑运算符连接,例如,可以保留那些通过 ROI_1 和 ROI_2,但不通过 ROI_3 的纤维轨迹。白质纤维走向非常复杂,一个小的区域经常包含不同的纤维束。因此,这个技巧不需要非常小心,也不需要有非常精确的选择 ROI 的解剖知识。然而事实上,除了放置种子点和 ROI 外,还可以将所有点当作种子点做整脑的纤维追踪[39],然后只将符合 ROI 布尔逻辑的纤维予以保留。这也是一个处理纤维分叉的方法。

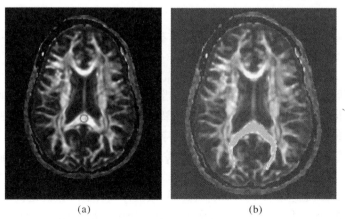

(a)   (b)

图 2-13　放置 ROI 在胼胝体压部,由 FACT 方法所产生的纤维轨迹

(a)ROI; (b)纤维轨迹

4.局限性

确定性方法适合于主向量场是平滑的,体素或者 ROI 内的纤维具有统一的方向的情况,然而,实际的大脑微结构并非如此。它是非常复杂的,可能会有多个纤维方向,这是由基因环境等因素所决定的,不能被人类所左右,此处,只探讨人为可改善的因素。第一,由于噪声和偏体效应的影响,主向量场不总是平滑的[73],结果导致方向误差的累积,最终形成不正确的纤维轨迹。第二,目前遇到解决纤维的交叉、分叉、汇聚、过度弯曲或者缠绕等时,决定性方法或者 DTI 还无能为力(尽管放置多个 ROI 可以部分地解决这些问题)。这是由于 DTI 的分辨率为 1~5mm,然而神经纤维的直径在微米的级别,DTI 不可避免地会遭受偏体效应[84],会对体素内不同方向信息进行平均,在这样的情况下,从张量获得的方向向量场自然是不准确的,从而得到的轨迹也很难描述复杂的纤维轨迹。

而概率纤维束追踪算法通过引入方向概率,可以部分解决神经纤维束交叉或分散的问题,但是其计算时间太长,而且不适合做全脑神经纤维束的追踪。

2.4　fMRI 的成像原理及其预处理

2.4.1　fMRI 脑成像的基本原理

功能磁共振成像(functional Magnetic Resonance Imaging ,fMRI)是指应用磁共振技术对人体或动物的功能进行成像。其狭义的概念是指应用血氧水平依赖(Blood Oxygenation Level Detection,BOLD)进行对人体大脑功能的研究,而广义的 fMRI 还包括弥散加权成像(DWI)、灌注加权成像(PWI)、磁共振波谱成像(MRS)和 DTI[36]。

1990 年,Ogawa 等人[85]发现了血氧水平依赖现象,这为 fMRI 技术的诞生提供了理论依据,目前该技术已成为神经科学家探索和认识脑功能的常用成像技术。BOLD - fMRI 的原理是:血流和血氧的变化(两者合称为血液动力学)与神经元的活化有着密不可分的关系[86],当局部脑皮质的神经元活动时,局部耗氧量增加,同时,局部脑血流量增加比耗氧量增加更明显。前者使血液内氧含量降低,后者使氧含量增加,二者的综合效应是局部血液氧含量增加,也就是氧合/脱氧血红蛋白的比例增加。而氧合/脱氧血红蛋白的比例变化使得血氧水平依赖(BOLD)可作为 MRI 的测量指标之一。这两种血红蛋白对磁场影响不同:脱氧血红蛋白属顺磁性物质,引起加权像信号减低。氧合血红蛋白是抗磁性物质,可增加加权信号强度[87]。当氧合/脱氧血红蛋白的比例增加(脱氧血红蛋白含量减少)时,在加权像上表现为信号增强,故而神经元活动区的加权像信号高于非活动区。借由 MRI 搜集这些血氧水平依赖信号可以得知脑部中的血流与氧气消耗量值,从而可以获得脑部中脑区的活化程度。根据同一脑区在时间上的信号变化,可以获知该脑区在这段时间里参与当前大脑活动的情况,这就是 fMRI 数据。

狭义的 fMRI 又分为静息态功能磁共振成像(resting state fMRI)和传统的基于任务的功能磁共振成像(task-based fMRI)。

静息态 fMRI 是指被扫描者在尽量不思考问题的状态下进行无特定任务的磁共振扫描。这样扫描得到的信号具有比较明确的生理意义与病理意义[88]。

基于任务的 fMRI 实验设计可以分为时段设计(Block Design)和事件相关设计(Event Related Design)[87]。时段设计首先以一段无任务为对照,然后开始一段时间内多次、连续的任务,之后再重复上述过程,直到结束,形成"对照-任务-对照-任务"的模式。详细的技术细节请参考文献[89]。而事件相关的基本思想[90]是以一段无任务为对照,然后快速执行首次任务,这个任务仅执行一次;接着进入一段无任务阶段,之后再进行第二次任务,这个任务也仅执行一次;重复上述过程直至结束。

fMRI 具有无创伤、无示踪剂、无电离辐射性、无须暴露于放射活性物质环境的特点,并且具有较高的空间分辨率(3 mm 以内)及时间分辨率(1 s 以内,快速成像时间为 30~100 ms),从而获得了广泛的应用。本书第五章即采用 fMRI 数据和 DTI 联合功能和解剖细节进行纤维聚类。图 2-14 显示了一个时间点上的静息态 fMRI 图像和一个体素的整个时间信号序列。

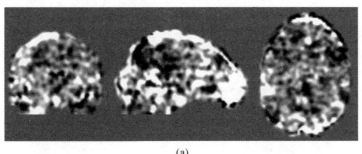

(a)

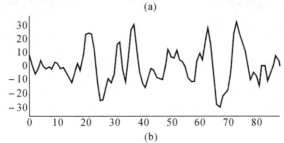

(b)

图 2-14　rs-fMRI 数据

(a)一个时间点上的静息态 fMRI 图像;　(b)一个体素的整个时间信号序列

2.4.2　fMRI 预处理

实验结束后,首先对这些来自于 MRI 扫描器的原始图像进行傅里叶变换,将其图像重建为现实空间图像。接下来的分析是利用一系列工具来矫正图像中的失真,消除被试在实验过程中头部移动的影响等,具体包括头骨去除、运动纠正、切片时间纠正、空间平滑、全局漂移去除和带通滤波(0.01～0.1 Hz)等[91-92]。通常使用 SPM,FSL 等工具进行 fMRI 预处理。具体步骤如下:

(1)头骨去除。和 DTI 图像一样,在做下一步分析之前,要对 fMRI 进行头骨去除,因为头骨上不存在任何功能信号。

(2)去掉前 10 个时间点。通常前面的时间信号不稳定,大脑没有趋于平静,所以要将其剔除。

(3)运动纠正。即使被试者配合得很好,头也会移动(如受吞咽影响),这会对 fMRI 图像造成严重的影响。它可能造成后面图像的定位不准确。由于它主要涉及头部的整体运动,常称之为整体运动。标准的头动校正方法是将同一时间序列内的图像对齐到一个参考图像。整体头动会对激活图产生很大影响。它主要发生在图像边缘。这主要是因为,不包含脑组织的体素由于头动在某一时刻突然包含了脑组织,进而引起图像强度的巨大变化。

(4)切片时间纠正。在获取 fMRI 图像时,是通过一个一个切片获取的。因此系统在不同时期获取的数据是图像不同部分的数据,这些差别最高可达几秒(根据重复时间,或脉冲序列的 TR),如图 2-15 所示。为了获得需要的信息,应按照血液动力学函数曲线进行加工,对不同层面的采集时间进行校正,即选择一个参考层,然后在其他层插入数据来匹配参考层的时间,使得我们"好像"一次获取了所有切片的图像[91]。

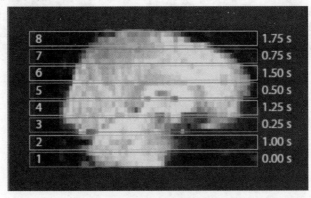

图 2-15　切片获取时间图

(这里的获取顺序为隔行扫描,即 1—3—5—7—2—4—6—8;
图片右侧为扫描的时间,左侧为切片序号,假定一次完整的扫描持续 2 s)

(5)空间平滑。空间平滑即将一个移除图像高频信息的滤波器应用到图像中。这样做的原因在于：首先，通过移除高频信息（即图像中的细节变化）增加了更大空间尺度上信号的信噪比，使得在较大的特征信号上获得的好处超过了在较小的特征信号上的损失。其次，当要对个体数据进行合并时，未经空间标准化的功能区在空间位置上存在差异性。而通过在空间里模糊数据，空间平滑以牺牲空间分辨率的代价来减少个体间位置的失配问题。平滑通常使用一个三维的高斯平滑核与三维的图像作卷积，高斯分布的宽度用半峰全宽值（FWHM）来描述。

(6)全局漂移去除。扫描时机器温度的升高或者研究对象在扫描过程中对扫描的逐渐适应，都有可能产生线性趋势，所以需要用线性模型来去除系统性漂移。

(7)带通滤波(0.01～0.1 Hz)。可以将低于 0.01 Hz 的低频噪声和高于 0.1 Hz的生理噪声过滤掉。

(8)预白化。去线性漂移和滤波后，fMRI 时间序列仍可能是时间自相关的。预白化用来去除此时间相关性。

2.5 预处理软件

本节简单介绍几种主要的 DTI 和 fMRI 图像处理软件。需要说明的是，软件并不是完美的，而且它们中很多还只是用于研究的软件，有时需要结合使用来获得更好的处理需求。

1. MRICro/MRICron

MRICro 是主要用来查看医学图像并作一些简单处理的软件。它是一个独立的软件，但是包含了与 SPM 相互补充的工具。它可以转换图像格式为 Analyze 格式，产生 Analyze 文件头，绘制 ROI，旋转、平移图像，对图像进行头骨去除，做简单统计分析等。但是目前 MRICro 已不出新的版本，代替的软件为 MRICron。软件网址如下：

http://www.mccauslandcenter.sc.edu/mricro/mricro/index.htm

http://www.mccauslandcenter.sc.edu/mricro/mricron/

2. MIPAV

MIPAV 是由美国国家卫生院 NIH 资助开发的软件，能够查看、分析和处理 MRI, PET, CT 等图像模态。它是基于 JAVA 的，即可运行于 Windows，

UNIX，或 Macintosh OS 系统上。MIPAV 包含了较多的算法和功能，如放射科医生可以借助它诊断 MRI 和 CT 扫描的肿瘤，神经科学家使用其检测 PET 和 fMRI 图像里的脑活动区。它还包括了各种图像变换工具，能进行头骨去除、滤波甚至估计 DTI 的张量等。软件网址如下：

http://mipav.cit.nih.gov/

3. DTIStudio

DTIStudio 是由约翰霍普金斯大学，Laboratory of Brain Anatomical MRI 和 Center for Imaging Science 共同开发的专门处理 DTI 影像的软件，主要功能包括图像查看、张量和 FA 等参数的计算、纤维追踪、手工 ROI 选取纤维束，以及统计分析等。此软件使用 C++ 和 OpenGL 在 Windows 平台上开发。其中纤维追踪使用 Fiber Assignment by Continuous Tracking(FACT)算法。软件网址如下：

https://www.mristudio.org/

4. MedINRIA

MedINRIA 是由法国 INRIA 开发的多平台医学图像处理与可视化工具包，包含 DTI Track 模块，主要功能有张量估计、纤维追踪、手工交互选取纤维束以及 fMRI 与 DTI 融合分析。其最新版有 DTI 图像配准功能和对 HARDI 数据的处理等。系统用 C++ 语言开发，采用了 ITK 库和 VTK 库。软件网址如下：

http://www-sop.inria.fr/asclepios/software/MedINRIA/

5. FSL

FSL 是剑桥大学 Oxford Center for Functional MRI of the Brain(FMRIB) 开发的软件。其具备的功能很多，可以对结构 MRI、fMRI 和 DTI 图像进行处理。它还包含丰富的图谱，其中神经纤维束追踪采用概率追踪算法得到。FSL 整个系统是开源的，大多数功能有图形用户界面 GUI 和命令行两种形式的接口，特别适用于批处理。软件网址如下：

http://www.fmrib.ox.ac.uk/fsl/

6. FreeSurfer

FreeSurfer 是由哈佛大学 Center for Biomedical Imaging 开发的一套用于自动重构大脑表面的工具，除能测量皮层面积、厚度和体积等参数外，还包含很多其他功能，如头骨去除、脑表面的非线性配准、表面分割及下皮层分割等功能。

软件网址如下：

http://surfer.nmr.mgh.harvard.edu/

7. SPM

SPM 软件包用于大脑医学图像序列统计分析，以 MATLAB 和 C 语言编写，可以处理 fMRI，PET，SPECT，EEG 和 MEG 数据。它是对统计参数映射理论的软件实现。软件网址如下：

http://www.fil.ion.ucl.ac.uk/spm/

8. HAMMER

HAMMER 是一个非线性的大脑图像配准工具，它既集成了各种不同配准方法的优点又克服了它们的缺点。除了配准以外，它还可以对大脑图像进行依赖于图谱的分割。软件网址如下：

http://www.med.unc.edu/bric/ideagroup/tools/projects - 1/brain/pages - 1/hammer/

2.6　小　　结

本章主要介绍了后续章节需要用到的基础知识、理论和方法。主要内容包括大脑的基本结构，DTI 和 fMRI 图像的成像原理和预处理过程。本章内容使我们能够从整体上了解这两种成像模态和神经科学基础知识，因此在后续章节对它们的预处理将不再做过多的阐释，可以专注于神经纤维聚类的核心思想。

本章介绍的内容以服务于后续章节为目的，因此介绍得比较简单。详细的神经科学知识、DTI、fMRI 成像的机理以及预处理的方法可参阅本章所引用的参考文献。

第三章
基于图谱的自动纤维聚类

如第一章所述,已有部分学者利用连接模式(解剖图谱)来进行神经纤维的自动聚类,然而这些方法在当时(2009 年以前)还处于初级阶段,大部分只利用了灰质皮层的连接模式。本章提出一种新的基于解剖图谱的方法,它不仅考虑神经纤维所连接的灰质区域信息,而且将其所经过的白质区域同时纳入一个符号序列,从而更加精确地对神经纤维所经过的路径进行标注,以达到自动聚类的目的。本章的方法由最近的研究发现所启发而得出,即神经纤维束唯一地被它们的连接模式也就是它们所经过或连接的大脑区域所决定[93]。这也是基于解剖特征(图谱)方法的基本前提。

3.1 基本思路及处理流程

本章提出的基于解剖图谱方法的处理过程如图 3-1 所示。首先,对 DTI 图像进行脑组织分割[52],再利用 HAMMER 将整个大脑分为解剖学标记的区域[32,36]。然后,使用 DTIStudio 软件对整脑进行纤维追踪,再根据一系列标记的大脑区域对每一条纤维轨迹进行编码,任意一对被编码的纤维轨迹之间的相似性被定义为它们所对应的符号序列的相似性,而此符号序列的相似性可用 Needleman - Wunsch[94] 算法来测量和计算。最后,使用归一化的图形切算法[18,95] 对前面计算得到的相似性矩阵进行自动划分,得到聚类的纤维束。

3.2 详细的处理过程

3.2.1 大脑分割及纤维追踪

这里所使用的大脑 DTI 数据的空间分辨率(体素)为 0.94 mm×0.94 mm×2.5 mm,图像矩阵大小为 256×256×50,从 http://cmrm.med.jhmi.edu 可下载得到。首先对 DTI 大脑图像序列进行头骨去除、涡流校正等一系列预处理。然后使用纤维追踪软件 DTIStudio(http://www.mristudio.org/)进行纤维追踪,形成纤维轨迹。该软件采用的纤维追踪算法为 FACT 和暴力搜索法[71,96],追踪前先使用 AIR[97] 来配准扩散张量序列,以减少头动带来的影响。纤维追踪参数设置为 FA>0.25,Angle<45°。

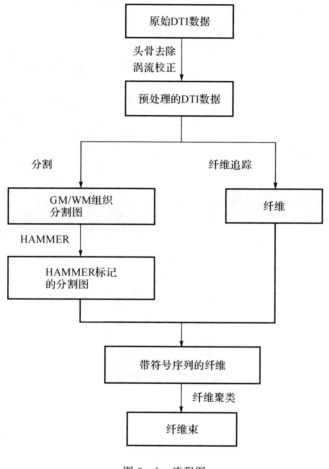

图 3-1　流程图

同样使用纤维追踪软件 DTIStudio 产生多通道图像,包括 ADC,FA,λ_1,λ_2,λ_3,RA,VR;然后采用多通道的融合方法[52]进行脑组织分割,得到灰质(GM)、白质(WM)和脑脊液 CSF。结果如图 3-2(a)(b)所示。在多通道融合分割方法中,首先利用单通道图像将脑组织分为两部分,如脑脊液和非脑脊液,灰质和白质;然后利用同时真相和表现水平估计算法[54]将单通道分割的结果进行最佳融合,形成灰质、白质和脑脊液。

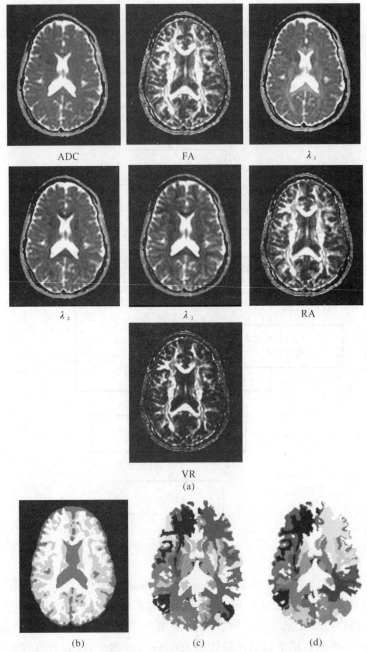

图 3-2 各参数图、脑组织分割图及结构分割

(a)ADC，FA，λ_1，λ_2，λ_3，RA，VR 图；

(b)组织分割图； (c)解剖标记图； (d)平滑后的解剖标记图

对于脑组织分割图,这里采用 HAMMER 配准方法[26,30]自动地将白质、灰质分成解剖意义上的不同区域。此方法在配准时所用的解剖学模板来自蒙特利尔神经学机构图谱[Montreal Neurological Institute(MNI)atlas,整个大脑被 Noor Kabani 和他的同事手工地分割为 104 个区域],配准后的结果如图 3－2(c)所示。配准的过程如下:第一步,使用基于特征的体配准方法将皮层模板变形到个体空间。这一步极大地减少了模板和个体之间的差别,并为下一步表面配准提供了一个好的初始化。第二步,基于几何特征的表面配准方法被用来将表面模板变形到个体。经过这个高维的配准和基于图谱的变形,个体大脑图像被分为解剖上不同的区域。最终可以看到,由于图像的分辨率不足[见图 3－2(c)],可能会导致某些区域上有一些小"洞"。采用类似于连接组件算法对其进行填补(平滑)。图 3－2(d)为平滑后的解剖分割图。

将大脑纤维叠加到解剖标记图上,记下每一条纤维轨迹所经过的大脑区域标签序列,以此作为纤维轨迹的编码。例如,如果一个纤维轨迹经过了以下标签的区域:255,255,255,255,16,16,16,16,8,8,8,8,255,255,那么其编码的路径为 255,16,8,255。在这里,每一个数字代表一个脑区域。

3.2.2 基于符号序列比对算法的相似度测定

有理由相信属于同一纤维束的纤维会经过同样的或者相似的大脑区域[98]。两个标签符号序列的比较类似于生物学上的序列比对。因此,这里对于每一条纤维轨迹对应的解剖学标签的符号序列,采用 Needleman－Wunsch 序列比对方法[94]计算两个纤维轨迹的相似性,形成相似性矩阵。

序列比对方法常用于生物信息学当中,用来比对蛋白质或核苷酸序列。根据特定的问题,常用的序列比对分全局和局部序列比对算法。全局序列比对算法考虑的是序列的全局相似性,如 Needleman－Wunsch 算法适合两个序列长度像差较小的情况,它对整个序列进行比较。而局部序列比对算法考虑的是序列的局部相似性,如 Smith－Waterman 算法,它比较的两个序列长度可能相差很大,然而却在某一片段比较相似。由于属于同一纤维束的两个纤维具有相似的长度,因此此处采用 Needleman－Wunsch 算法计算两个纤维轨迹符号序列的相似性。

Needleman－Wunsch 算法是一种动态规划算法,其目的是找到两个核苷酸序列的最佳比对。通常是计算比对的得分,最高分对应的比对被认为是最优。该算法包含三个步骤,分别为初始化一个迭代矩阵(F),矩阵填充和回溯。为了达到一个好的比对,两个参数,得分矩阵(S)和空格罚分(d)需要小心设定。例如,如果比较由四个核苷酸(A,G,C,T)组成的两个 DNA 序列 A 和 B(A:

AGCACACA 和 B：ACACACTA），假定空格罚分 $d=-5$，得分矩阵 S 为
BLAST 矩阵（ http://blast. ncbi. nlm. nih. gov/Blast. cgi）[见图 3-3(a)]，那么
比对"AGCACACA"和"ACACACT-A"将会有下面的得分：$S(A,A)+S(G,C)+$
$S(-,A)+S(C,C)+S(A,A)+S(C,C)+S(A,T)+S(C,-)+S(A,A)=5-4-$
$5+5+5+5-4-5+5=7$。通过罚分 d 得到 F 的初始化，如图 3-3(c)所示。
通过图 3-3(b)所示的规则递归计算 F。$F(i,j)$ 的值依赖于它的对角元素
(S_{diag})，上方 (S_{up}) 和下方近邻 (S_{left}) 元素，即

$$
\left.
\begin{aligned}
S_{\text{diag}} &= F(i-1,j-1)+S[A(i),\ B(j)] \\
S_{\text{up}} &= F(i-1,j)+d \\
S_{\text{left}} &= F(i,j-1)+d
\end{aligned}
\right\} \tag{3-1}
$$

$F(i,j)$ 为上述三个值的最大值。一旦 F 计算完成[见图 3-3(d)]，矩阵的
右下角就是所有比对的最大得分值。为了找出哪个比对给出了最大得分，可从
右下角元素开始回溯，比较三个可能的来源（对角、上邻、左邻），判定它从哪个值
得来。一般情况下，可能会有多个最优的比对具有同样的最高得分。

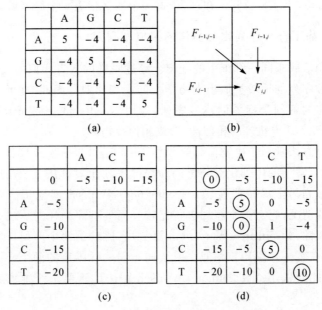

图 3-3　Needleman-Wunsch 算法解释

(a)BLAST 矩阵；　(b)迭代矩阵 F；　(c)F 的初始化；　(d)计算 F

　　把纤维轨迹的标签符号序列比作氨基酸序列。首先需要构造一个得分矩阵
S，S 的大小为 104×104。因为用来配准的图谱模板[26]有 104 个大脑分割区域

标签,很自然地,如果两个标签相同,即 $i=j$,设置 $S(i,j)=3$;如果 $i\neq j$,设置 $S(i,j)=-3$。同时设置空格罚分 $d=-5$。那么两个纤维轨迹比对的最大得分可按上述过程进行计算。很明显,长度较长的轨迹得分会比那些长度较短的轨迹得分高一些。因此,将得分进行归一化,即

$$\text{NScore}_{i,j}=\frac{\text{Score}_{i,j}}{[\text{length}(\text{fiber}_i)+\text{length}(\text{fiber}_j)]/23} \qquad (3-2)$$

于是,不相似性 $F_{i,j}$ 与 NScore 的关系为

$$F_{i,j}=1-\frac{\text{NScore}_{i,j}-\min(\text{NScore})}{\max(\text{NScore})} \qquad (3-3)$$

使得 $F_{i,j}$ 的取值在 $[0,1]$ 内。最终,通过下面的公式计算两个纤维轨迹之间的相似性,有

$$W_{i,j}^{\text{Ncut}}=\begin{cases}e^{-F_{i,j}^2/\sigma_I^2}, & \text{MeanDis}<r\\ 0, & \text{其他}\end{cases} \qquad (3-4)$$

其中,σ_I 为尺度因子,通常设置为特征距离的 $10\% \sim 20\%$[95]。MeanDis 为两个纤维轨迹的平均最近距离,最初由 Corouge 等人[4]和 Gerig 等人[5]定义,之前曾有一些学者[7,12]单独使用它作为特征进行纤维聚类。$\boldsymbol{W}^{\text{Ncut}}$ 是一个稀疏矩阵,因为只有当 MeanDis $<r$ 时才计算 $\boldsymbol{W}^{\text{Ncut}}$ 的元素,它是对基于图谱配准的鲁棒误差估计,而且它能减少下一步进行谱聚类的计算量。

需要说明的是,在生物信息领域,可按照经验,通过分析一些相近的蛋白质来设定得分矩阵和空格罚分。在这里,则不需要考虑生物演化的复杂性即可简单、启发性地设定得分矩阵和空格罚分。

3.2.3 基于 NCut 的自动纤维聚类

谱聚类[3,18,95]是一类利用亲和矩阵的谱来聚类方法,以图论为理论基础。其本质是将聚类问题转化为图的最优划分问题,可利用线性代数理论高效求解,因此被广泛采用。其基本思想是根据给定的样本数据集定义一个描述成对数据点相似度的亲合矩阵,并计算矩阵的特征值和特征向量,然后选择合适的特征向量聚类数据点。此处选取 Ng[18]的 k-way 归一化切的方法进行神经纤维自动聚类。

设 $G=(V,E)$ 代表带权无向图。结点 V 代表数据点,在此为被编码的纤维路径;边 E 代表权值,在此为结点对之间的亲和性(相似性)。$\boldsymbol{W}\in\mathbf{R}^{n\times n}$ 代表图 G 对应的对称亲和矩阵。假定要将 V 分割成两个互不相交的子集 A 和 B,$A\cup B=V,A\cap B=\varnothing$。移去连接两部分之间的边,这两部分之间的相似度可以用移去的边的总权值来计算。权值越大,则两部分相似度越高。在图论语言

中,这被称为切(cut),其表达式为

$$\mathrm{cut}(A,B) = \sum_{u \in A, v \in B} w(u,v) \qquad (3-5)$$

显然,图的最佳分割使得切值最小。Wu 和 Leahy[99] 最早提出最小化上述切值来划分 G,这一划分准则称为最小割集准则。他们用这个准则对一些图像进行分割,产生了较好的效果。同时他们也注意到,该准则容易出现偏向小区域的分割。为了避免这种现象,Shi 和 Malik[95] 提出归一化切(Ncut),即

$$\mathrm{Ncut}(A,B) = \frac{\mathrm{cut}(A,B)}{\mathrm{assoc}(A,V)} + \frac{\mathrm{cut}(A,B)}{\mathrm{assoc}(B,V)} \qquad (3-6)$$

其中,$\mathrm{assoc}(A,V) = \sum_{u \in A, t \in V} w(u,t)$,表示 A 中的点和图中所有点之间总的连接;$\mathrm{assoc}(B,V)$ 类似。根据 Ncut 的定义,Ncut 在最小化组间连接的同时最大化组内的连接,独立结点将不再有小的 Ncut 值,因此 Ncut 可以有效避免分割出独立结点。

同样,可以定义同一分组内部的相似性度量函数 Nassoc,则有

$$\mathrm{Nassoc}(A,B) = \frac{\mathrm{assoc}(A,A)}{\mathrm{assoc}(A,V)} + \frac{\mathrm{assoc}(B,B)}{\mathrm{assoc}(B,V)} \qquad (3-7)$$

其中,$\mathrm{assoc}(A,A)$ 和 $\mathrm{assoc}(B,B)$ 是 A,B 分别与各自所有边的权的总和。容易推导出 Ncut 和 Nassoc 之间存在如下关系:

$$\mathrm{Ncut}(A,B) = 2 - \mathrm{Nassoc}(A,B) \qquad (3-8)$$

因此,在图的切割的算法中,寻找最大组间差别与寻找最小组内差别实质上是相同的,二者可以同时被满足。为了解决最优化分割问题,Shi 和 Malik[95] 通过求解下列本征值问题达到 Ncut 最小化,即

$$\left. \begin{aligned} \boldsymbol{L}_{\mathrm{rw}} \boldsymbol{X} &= \lambda \boldsymbol{X} \\ \boldsymbol{L}_{\mathrm{rw}} &= \boldsymbol{I} - \boldsymbol{D}^{-1} \boldsymbol{W} \end{aligned} \right\} \qquad (3-9)$$

其中,$\boldsymbol{D}$ 是一个对角阵,其元素 $d(i,i)$ 是 $\boldsymbol{W}$ 的第 i 行元素之和。已经证明,$\boldsymbol{L}_{\mathrm{rw}}$ 的第二个最小的本征值所对应的本征向量可以被用来将 G 分为两部分[18],被分割的每一部分可以被递归地重新分割直至达到某种稳定性标准。这种方法被称为 2-way 切,它只适用递归二分的问题,而那些次小的本征值所对应的本征向量可能含有更有用的信息[95]。因此 k-way 切[18] 的方法联合 k 个本征向量同时进行 k 个分割,其算法如下[3]:

输入:亲和矩阵 $\boldsymbol{W}$,聚类个数 k。

输出:聚类的纤维束。

(1)计算归一化的拉普拉斯矩 $\boldsymbol{L}_{\mathrm{sym}} = \boldsymbol{D}^{-1/2}(\boldsymbol{D} - \boldsymbol{W})\boldsymbol{D}^{-1/2}$。

(2)构造一个矩阵 $\boldsymbol{X} = [\boldsymbol{x}_1 \quad \boldsymbol{x}_2 \quad \cdots \quad \boldsymbol{x}_n] \in \boldsymbol{R}^{m \times k}$,其中 $\boldsymbol{x}_1, \boldsymbol{x}_2, \cdots, \boldsymbol{x}_n$ 是 $\boldsymbol{L}_{\mathrm{sym}}$

的前 k 个最大的本征值对应的本征向量。

（3）对 $\boldsymbol{X}$ 的每一行进行归一化，从而得到矩阵 $Y_{i,j} = X_{i,j}/(\sum_j X_{i,j}^2)^{1/2}$。

（4）把 $\boldsymbol{Y}$ 的每一行当作一个 k 维数据点，使用 $k\text{-means}$ 方法进行聚类。

通常，k 决定了聚类的数目。一直以来怎样选择一个合理的 k 值是个问题。一个简单有效的方法是根据本征值启发式地选择 k[19]，其背后的原理可以用扰动理论解释。理想的情况是，前面 k 个本征值都等于 0，第 $k+1$ 个本征值大于 0。在这里，由于实际数据通常是有噪声的，并且各类之间会有重叠，可以根据文献[19]中的方法，选择一个 k 值，使得前 k 个本征值 $\lambda_1, \lambda_2, \cdots, \lambda_k$ 很小，但是第 $k+1$ 个本征值 λ_{k+1} 相对较大。在文献[19]中已经证明，当数据包含比较显著的类别时，这种启发式的方法通常能获得好的效果。

3.3　实验结果及讨论

3.3.1　纤维束聚类结果

胼胝体（CC）是连接左、右脑的最大纤维束，此处以胼胝体纤维为实验测试数据。在实验预处理步骤已经获得了整脑的纤维，通过手工绘制 ROI，可只选取 CC 纤维，其数量为 10 000 多。为避免一些无效的纤维轨迹，只保存那些长度大于 30 mm 的纤维轨迹。通过上述对所有纤维的编码路径作两两符号序列比对后，建立了亲和矩阵 $\boldsymbol{W}^{\text{Ncut}}$。根据拉普拉斯矩阵 $\boldsymbol{L}_{\text{rw}}$ 的特征值启发式地估计归一化切聚类算法中的聚类数目。图 3-4(f)给出了 $\boldsymbol{L}_{\text{rw}}$ 的前 20 个最小的本征值，从图中可看出，8 个或 15 个纤维束是合理的。于是，分别选择 k 等于 8 和 15 做纤维聚类，来看实际上哪一个产生的分类效果更好。图 3-4 显示了一个随机选取的个体在不同 k 值下的聚类结果。图 3-4(a)(b)是 $k=8$ 时聚类得到的纤维束在不同视角下的显示，图 3-4(c)(d)是 $k=15$ 时聚类得到的纤维束在不同视角下的显示。可以看出，两种 k 值都产生了较为合理的聚类。对于图 3-4(c)(d)，有更多的纤维束，是因为在图 3-4(a)(b)中"大"的纤维束被分割成了更"小"的纤维束。对于其他 k 值，我们发现结果如预期（预期是不好）。作为一个例子，令 $k=19$，其结果如图 3-4(e)所示，可以发现纤维束边界间较多的重叠。对 10 个被测试对象进行专家视觉评价，结果表明，此方法对于将 CC 纤维分为纤维束是有效、合理的。

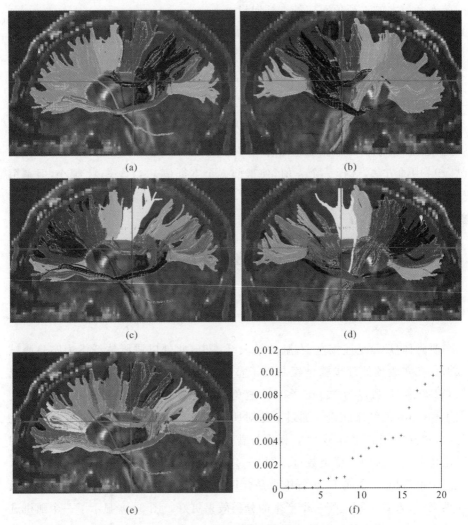

图 3-4　纤维聚类实例

(a)(b)$k=8$；　(c)(d)$k=15$；　(e)$k=19$；　(f)L_{rw}的前 20 个最小本征值

3.3.2　与手工选取方法比较

手工获取某一纤维束的方法通常是：绘制感兴趣区域（ROI），穿过 ROI 的纤维即为感兴趣纤维束。例如 3.3.1 节通过放置 ROI，获得了 CC 纤维束。然而很多纤维束不像 CC 纤维束那样容易获取，并且由于受到噪声、偏体效应以及放置 ROI 位置的影响，容易出错。文献[13]提供了一种手工获取 11 个主要纤维束的协议,可参考该协议方便地绘制多个 ROI,从而得到这 11 个纤维束。该协议在制定放置和绘制 ROI 的规则时,有效地考虑了纤维束的先验尸体解剖学知识,"聪明"地设计了绘制 ROI 的策略,并且绘制的 ROI 足够大,所以它是鲁棒的,即绘制 ROI 时小的误差并不会导致最终结果有很大的变化。

此手工获取感兴趣纤维束的方法的协议如下:当绘制多个 ROI 来共同找到感兴趣纤维束时,采用了三种操作符"AND""CUT""NOT",它们的使用依赖于具体的纤维束。在绘制了第一个 ROI 后,穿过此 ROI 的纤维被保留。如果这时使用"AND"操作符绘制第二个 ROI,则同时穿过这两个 ROI 的纤维被选取;如果这时使用"NOT"操作符绘制第二个 ROI,则穿过第一个 ROI,却没有穿过第二个 ROI 的纤维被选取,此操作符可将一部分不想要的纤维去掉;如果这时使用"CUT"操作符绘制第二个 ROI,与"AND"操作符的区别是:穿过这两个 ROI 的纤维的中间部分(第一个 ROI 和第二个 ROI 之间的纤维束)被选取。在选取这 11 个主要的纤维束时,根据先验解剖学知识,在不同剖面灵活地运用了不同的操作符,达到了选取不同纤维束的目的。

本节对整个大脑的白质纤维进行纤维聚类,总共形成了 28 类纤维束,如图 3-5 所示。将其中的一些纤维束取出来和手工选取的 9 个纤维束做对比,结果如图 3-6 所示,并且计算两者空间匹配度 k[13],加以比较,结果见表 3-1。从图 3-6 中可看出,用本章的方法自动聚类得到的纤维束与手工选取的 9 个纤维束非常一致,这也证明了本章的方法利用解剖特性进行聚类的有效性,即手工选取方法和本章的方法都依赖解剖先验知识,两者应该具有一致的结果,而图 3-6 正好证明了这一点。然而由于手工方法给出的协议并不能将所有主要纤维束都通过绘制 ROI 画出,所以它虽然具有鲁棒性,但还不具有普遍意义;而本章的方法可以按照解剖划分自动将解剖上不同的纤维束分类。作为定量的描述(见表 3-1),两种方法得到的 k 值也说明它们具有很高的匹配度。

表 3-1 9 个主要的纤维束的 k 值

	CGC	ATR	SLF	SLFt	ILF	IFO	UNC	F_{major}	F_{minor}
k	0.78	0.81	0.82	0.73	0.75	0.52	0.46	0.93	0.88

注:0.81~1.0,非常一致;0.61~0.80,比较一致;0.41~0.60,一致;0.21~0.4,基本一致;0.01~0.2,不太一致。

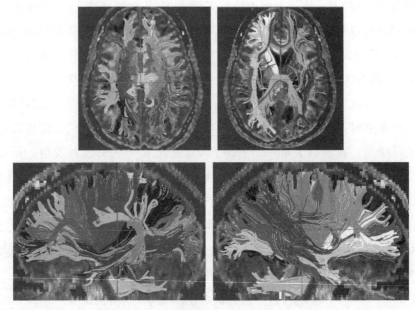

图 3 - 5　28 类纤维束在不同视角下的显示

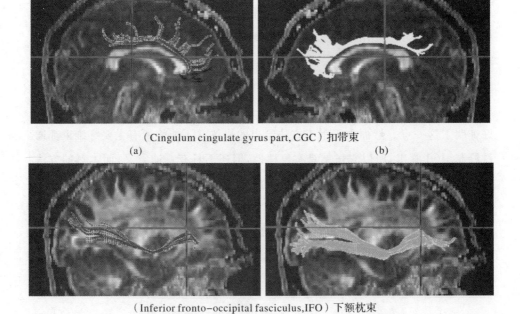

（Cingulum cingulate gyrus part, CGC）扣带束
(a)　　　　　　　　　　　　　　　　　　　(b)

（Inferior fronto-occipital fasciculus,IFO）下额枕束
(a)　　　　　　　　　　　　　　　　　　　(b)

图 3 - 6　自动聚类方法与手工选取方法得到的纤维束的比较

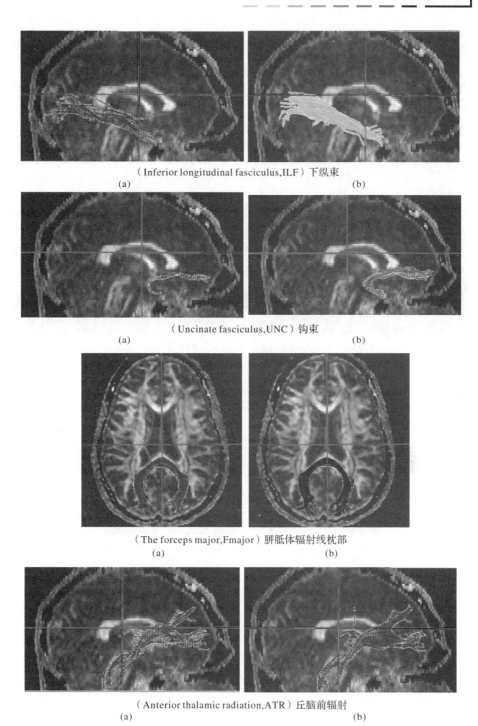

（Inferior longitudinal fasciculus,ILF）下纵束

(a)　　　　　　　　　　　　　　　　　(b)

（Uncinate fasciculus,UNC）钩束

(a)　　　　　　　　　　　　　　　　　(b)

（The forceps major,Fmajor）胼胝体辐射线枕部

(a)　　　　　　　　　　　　　　　　　(b)

（Anterior thalamic radiation,ATR）丘脑前辐射

(a)　　　　　　　　　　　　　　　　　(b)

续图 3 - 6　自动聚类方法与手工选取方法得到的纤维束的比较

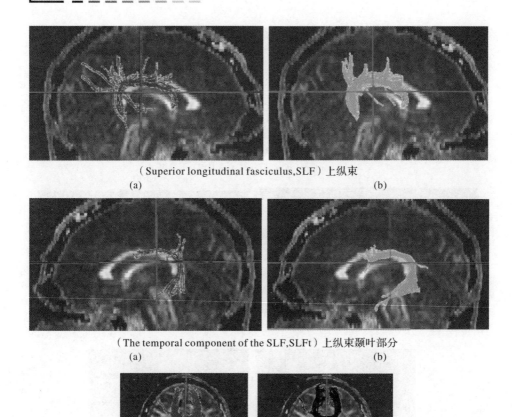

（Superior longitudinal fasciculus,SLF）上纵束

(a)   (b)

（The temporal component of the SLF,SLFt）上纵束颞叶部分

(a)   (b)

（The frontal projection of the corpus callosum,Fminor）胼胝体辐射线额部

(a)   (b)

续图 3-6　自动聚类方法与手工选取方法得到的纤维束的比较

（a）本章方法；　（b）手工选取

3.3.3　在自闭症诊疗上的应用

将本章方法应用于自闭症病人的基于纤维束的临床诊断。测试对象包括 5 个自闭症病人，都是右手习惯、有语言表达能力、智商达到或超过平均值、年龄在 15～18 岁之间的男性。对照组有 5 个正常男性，在年龄和其他方面的参数与自

闭症组基本匹配。DTI 成像设备采用 Philip1.5T Intera 系统,15 个弥散方向编码,1 个 B0 图,B1＝860 s/mm²。将自闭症组与对照组不同个体的大脑 CC 纤维分为了 8 个纤维束(见图 3－7)。对每一组,计算了每一纤维束的平均 FA 和 ADC 值,结果如图 3－8 所示。显然,自闭症组的所有 8 个纤维束的 FA 值要小于对照组,而 ADC 值大于对照组,其中两个有统计意义上差别($p<0.05$)的纤维束在图 3－8(b)中标出。这样的结果和之前对于自闭症的研究报道是一致的,并再一次证明了自闭症是一种广泛分布的大脑白质病变[100]。

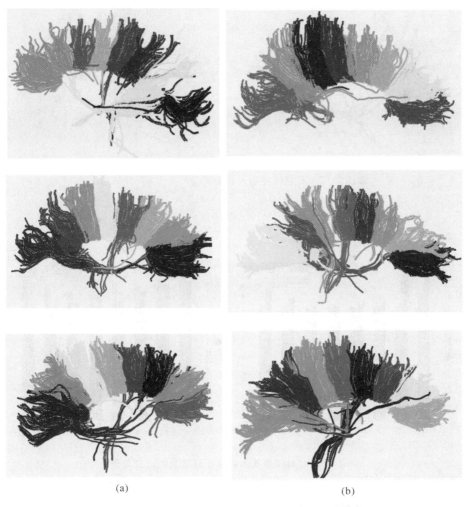

(a)　　　　　　　　　　　　　　(b)

图 3－7　对自闭症病人自动聚类的 8 个 CC 纤维束

(a)自闭症组；　(b)对照组

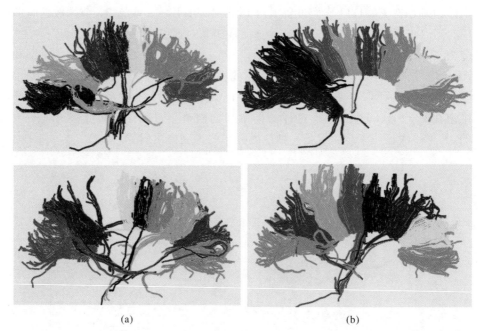

(a)   (b)

续图 3-7　对自闭症病人自动聚类的 8 个 CC 纤维束

(a)自闭症组；　(b)对照组

(图中不同类的纤维束用不同的颜色表示,但不同个体间颜色无对应关系)

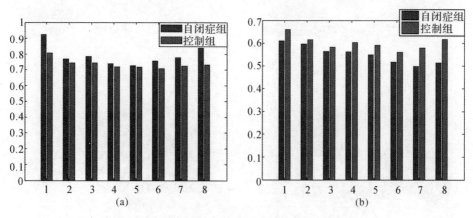

图 3-8　对自闭症病人的基于纤维束的定量分析

(a)ADC 值；　(b)FA 值

(水平轴的第 i 个序号代表图 3-4(b)从左到右的第 i 个纤维束。

垂直轴代表 ADC 值或 FA 值,其中,ADC 单位为 10^{-3} mm^2/s)

3.4 小 结

本章提出了一种新的基于解剖图谱的白质纤维自动聚类方法,其基本的假设是经过相同大脑区域的纤维应该属于同一纤维束,这个假设是受最近的神经科学研究发现所启发而得到的。

本算法首先利用了大脑的解剖图谱将模板配准到个体大脑,这相当于对大脑进行了解剖、分割。然后基于此分割图,将神经纤维所经过的大脑区域标签记录下来,形成符号序列,再采用序列比对算法求两神经纤维的相似性。最后使用Ncut算法进行聚类。

本算法中采用的是来自MNI的结构大脑图谱,所以聚类结果的好坏很大程度上依赖于此图谱,一种新的考虑是将个体的大脑映射到Mori等人[101-102]新开发的图谱中来获得更为详尽、准确的结构分割图,从而将大脑白质纤维划分得更为细致、准确。

目前采用的是DTI数据以及确定性纤维追踪算法,由于新的纤维重构技术的出现,如HARDI[40],DSI[103]等能够解决纤维轨迹交叉等问题,从而能够去除掉那些本身不存在的虚假纤维。将来拟将本算法应用于新的成像数据,期待会取得更好的聚类效果。

随着纤维聚类方法的应用,基于纤维束的统计分析方法被越来越多地应用到白质纤维束变化相关的神经疾病中,本章提出的方法对大脑白质损伤相关疾病的研究,如阿尔兹海默症、精神分裂症等,亦具有参考价值。

第四章
静息态功能磁共振成像(rs－fMRI) 引导下的自动纤维聚类

本书第三章利用神经纤维的解剖连接信息进行聚类,包括在第三章的方法之前利用纤维的形状位置等几何信息来聚类,然而这些方法虽取得了一定的效果,但也还存在着一些挑战。第一,对于一些纤维束如CC,纤维形状非常相似、位置非常接近,所以很难采用几何信息来决定纤维束的边界到底在哪里。图4-1(a)所示为对这一情况的解释。而基于解剖信息的纤维聚类[见图4-1(b)],很大程度上依赖于灰质皮层和白质的分割和识别[104],而皮层分割仍是这一领域的开放性问题[105],再加上配准带来的误差,基于解剖信息的纤维聚类仍是具有挑战性的。第二,已有的方法无论是基于解剖信息还是几何信息的,其聚类结果的功能阐释尚不明确。例如,以几何形状进行聚产生的纤维束边界不一定对应功能上不一致的边界[106]。虽然在一定程度上连接决定功能[107],按照解剖信息聚类得到的纤维束也不一定具有内部功能的一致性。

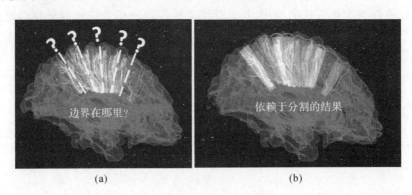

(a) (b)

图 4-1 两种方法的示例

(a)基于几何信息的纤维聚类; (b)基于解剖信息的纤维聚类

为了使聚类得到的纤维束具有一致的功能,本章试图从功能上进行大脑纤维聚类并取得了较好的效果(相关文章发表在医学图像国际一流会议MICCAI2011,并做了口头报告,获得学生旅行奖以及"年轻科学家奖"提名,详见 http://www.miccai2011.org/)。本章的自动聚类方法在当时(2011年)背景下,进行了多模态下(DTI,rs-fMRI)的纤维聚类尝试,及时地弥补了传统单模态(DTI)下纤维聚类的不足。与此同时,本章方法还处于初级阶段,不够成熟,还有许多地方需完善。

4.1　基本思路及处理流程

前述已证明 rs-fMRI 是一种非常有效的神经影像模态,通过它可以挖掘大脑功能网络,原因在于大脑不同区域的 rs-fMRI 时间序列之间相似的低频震荡暗示了相关的功能活动模式[88,92,108-109]。除此之外,大量的研究[107,110-111]表明,从 DTI 数据推断的结构连接和从 rs-fMRI 数据推断的功能连接是紧密相关的。受此启发,我们采用功能一致性的标准来进行神经纤维聚类。

现在假设在 rs-fMRI 数据的引导下,聚类得到的纤维束在不同大脑之间应同时具有结构和功能的相似性。为了验证这一假设,首先,用一条白质纤维两端灰质体素的 rs-fMRI 时间序列来代表此白质纤维,白质纤维之间的功能相关性由其 rs-fMRI 时间序列之间的相关性来衡量。然后,利用数据驱动的 AP(Affinity Propagation)[24]算法进行聚类。目前以连接左、右脑的纤维束、CC 纤维作为算法测试和验证的数据。试验结果表明,联合 rs-fMRI 和 DTI 的以 rs-fMRI 为引导的纤维聚类能获得有意义的纤维束。

如图 4-2 所示,整个计算框架的流程包括以下步骤:首先,对 DTI 数据进行预处理,然后进行脑组织分割[52-53]和纤维追踪。纤维追踪软件为 MEDINRIA,现阶段,采用成熟的流线追踪方法[71,112]进行纤维追踪。然后,将追踪得到的纤维轨迹投影到皮层表面,从而可以方便地提取灰质上的纤维末端的 rs-fMRI 信号。纤维投影的方法类似于文献[92]中的方法,这一步将在后文进行详述。基于分割图,此处采用已有的开发的工具[30,58,113]对大脑白质表面进行重构。同时,采用 FSL-FLIRT 将 rs-fMRI 信号空间配准到 DTI 空间。最后,使用 AP 算法来进行功能上的聚类,得到功能意义上的纤维束。

我们半自动地挑选出了 16 个个体间一致的纤维束,并将聚类的纤维束显示在重构的大脑表面上,以这 16 个纤维束作为评价和验证,具体见 4.3.1 节。算法的可重复性通过重复的 rs-fMRI 数据的扫描来评价,具体见 4.3.2 节。对算法和已有的基于几何信息方法的比较见 4.3.3 节。特别地,我们采用 Task-fMRI 提供的 benchmark 数据[114]对部分纤维束进行了验证,具体见4.3.4节。最后,我们将其应用于精神病的诊疗,比较了精神病组和对照组纤维束的分数各项异性 FA 值和平均弥散度 MD 值。

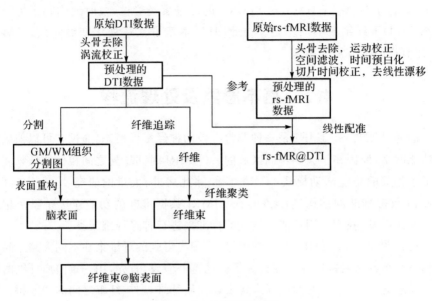

图 4-2　计算流程框图

（其中，rs-fMRI 数据的处理见右上角。需要说明的是，DTI 空间为数据分析空间）

4.2　详细的处理过程

4.2.1　数据预处理

基于算法开发及测试数据需要，挑选了 7 个志愿者经美国佐治亚大学生物影像研究中心的 3T GE Signa MRI 系统扫描。rs-fMRI 图像矩阵大小为 $128 \times 128 \times 60 \times 100$，空间分辨率为 $2mm \times 2mm \times 2mm$，TR＝5 s，TE＝25 ms，翻转角度为 90°。DTI 数据的空间分辨率和 rs-fMRI 一样，图像矩阵大小为 $128 \times 128 \times 60$，参数 TR＝15.5 s，TE＝89.5 ms，扫描了 30 个 DWI 梯度图像和 3 个 B0 图。对于其中的 3 个志愿者，获取 task-based fMRI 数据时进行工作记忆 OSPAN 任务[114]，参数为 220 mm² FOV，TR＝1.5 s，TE＝25 ms，ASSET＝2，30 个切片，64×64 图像矩阵。

rs-fMRI 数据的预处理包括头骨去除、运动纠正、空间平滑、时间预白化、切片时间纠正、全局漂移去除及带通滤波（0.01～0.1 Hz）。对于 DTI 数据，预处理包括头骨去除、运动纠正和涡流校正。

预处理后，采用 MEDINRIA 进行整脑的纤维追踪，参数为 FA＞0.2，最小纤维长度为 20 mm,其他参数为默认,胼胝体纤维通过人为放置的 ROI 来获取。脑组织分割采用多通道融合的方法,参见文献[52];皮层表面重构的方法采用文献[58]中的方法。以 DTI 空间作为标准空间,原因在于 rs－fMRI 和 DTI 都是 EPI 序列,它们的畸变相似,而且先期的研究已表明 DTI 和 rs－fMRI 图像的不一致要比 T1 图和 rs－fMRI 图的不一致小很多[92]。脑组织分割、表面重构都依赖于 DTI 数据,聚类后的纤维束也显示在 DTI 空间。rs－fMRI 数据经 FSL FLIRT 配准到 DTI 空间。

4.2.2 白质纤维两端的 rs－fMRI 信号的提取

总体上,我们先计算白质纤维之间的功能相关性,然后应用 AP 算法进行聚类。为了计算白质纤维之间的功能相关性,需提取每条纤维两端的 rs－fMRI 信号。

先前的研究[115]表明白质的血液供应大约小于灰质皮层血液供应的 1/4,白质的血氧水平依赖(BOLD)也是相对较小的。因此灰质的 rs－fMRI 信号是更可取的,更有理由作为研究的对象。为了提取白质纤维两端灰质体素的功能信号,需要将白质纤维终点投影到皮层表面,这是因为 DTI 纤维追踪的纤维轨迹不一定终止于灰质皮层。其原因有两个:①白质和灰质边界附近的 FA 值通常是较小的,采用流线方法的 DTI 纤维追踪方法常常在白质和灰质的边界发生误差,导致有一些纤维轨迹不能到达灰质。②DTI 脑组织分割的结果可能和 DTI 纤维追踪的结果不一致,即脑组织分割也不一定精确,灰质和白质的边界会有误差[52-53]。基于以上两个原因,纤维轨迹末端可能在皮层里面也可能在皮层外面。

为了有效利用灰质皮层的 rs－fMRI 功能信息,我们在脑组织分割图的引导下将白质纤维投影到灰质皮层表面。有四种类型的白质纤维投影:①如果纤维轨迹的终点本来就落在组织分割图的灰质体素上,那么什么工作也不需要做,例如图 4－3(a)所示的 1 号纤维。②如果纤维轨迹的终点落入灰质皮层以内,例如图 4－3(a)所示的 2 号纤维,则需要沿着切线方向向前搜索直至达到灰质体素。③如果纤维轨迹的终点落入灰质皮层外部,例如图 4－3(a)所示的 3 号纤维,需要向后搜索直至达到灰质体素。④很少会发生经一定范围搜索后仍不能到达灰质表面的情况,例如图 4－3(a)所示的 4 号纤维,我们将它作为异常的纤维轨迹剔除掉。图 4－3(b)显示了经纤维投影后每条纤维轨迹端点所在的位置。搜索是一个迭代的过程,当在当前种子点的 1 圈邻域至少发现一个灰质体素时,或迭代的次数超过一定的阈值,搜索结束。

我们采取试探的方法选取迭代次数的阈值。通常,2 号和 3 号纤维轨迹投影到灰质所需的迭代次数是稳定的,在 3～9 的范围内,而且纤维投影能保证在这样一个范围内,几乎所有的纤维轨迹都能够到达灰质体素。最终,对于每一条纤维轨迹,可以从投影后的两个纤维端点中提取 rs‐fMRI 信号。图 4‐3(c)给出了四种纤维轨迹的直方图,可看出 1 号纤维大约占纤维总数的 43%,对这类纤维轨迹,我们不作任何改变。2 号和 3 号纤维合起来约占总数的 48%,对这类纤维需要延长或裁剪以到达灰质表面。剩下的不到 10% 的纤维轨迹需剔除掉。

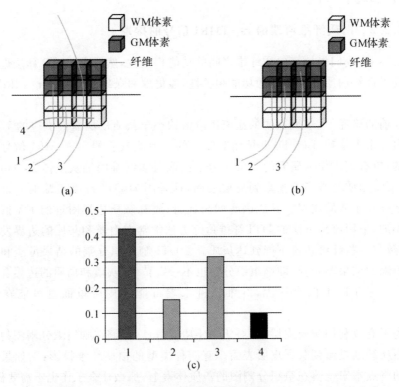

图 4‐3 纤维投影示意图

(a)纤维投影前的 4 种情况; (b)纤维投影后的结果; (c)任意选取的大脑的 4 种情况的纤维所占的比例

(灰质和白质体素分别用灰色和白色的盒子表示,纤维轨迹用线条表示)

4.2.3 白质纤维之间的功能相关性计算

如图 4‐4 所示,对于任意给定的一对白质纤维轨迹,最终总共有 4 个端点投影后落入灰质,这两个白质纤维之间的功能相似性可以用公式描述为

$$C = 0.5 \times \left[\max(C_{13}, C_{14}) + \max(C_{23}, C_{24}) \right] \qquad (4-1)$$

式中

$$C_{13} = \mathrm{PsCor}(v_1, v_3), \quad C_{14} = \mathrm{PsCor}(v_1, v_4),$$
$$C_{23} = \mathrm{PsCor}(v_2, v_3), \quad C_{24} = \mathrm{PsCor}(v_2, v_4)$$

其中,v_i 代表了第 i 个端点的 rs-fMRI 信号;函数 PsCor 是纤维端点的 rs-fMRI 信号的皮尔森相关系数。典型的情况是,如果两个纤维轨迹在空间上靠得很近,那么相关系数 C_{13} 和 C_{24} 是比较高的,但相关系数 C_{23} 和 C_{14} 可能比较低。事实上,我们不知道某个端点是纤维的开始点还是结束点,因此,式(4-1)就演化为以下的 4 种情况:

$$
\begin{cases}
C_1 = 0.5 \times (C_{13} + C_{24}) & \text{当端点 1 和 3 很近,} \\
 & \text{并且端点 2 和 4 很近} \\
C_2 = 0.5 \times [C_{13} + \max(C_{23}, C_{24})] & \text{当端点 1 和 3 很近,} \\
 & \text{但是端点 2 和 4 很远} \\
C_3 = 0.5 \times [\max(C_{13}, C_{14}) + C_{24}] & \text{当端点 1 和 3 很近,} \\
 & \text{但是端点 2 和 4 很远} \\
C_4 = 0.5 \times [\max(C_{13}, C_{14}) + \max(C_{23}, C_{24})] & \text{当端点 1 和 3 很近,} \\
 & \text{并且端点 2 和 4 很远}
\end{cases}
$$

从而,对于第一种情况,两个纤维会被归为一个纤维束。对于第二、三种情况,两个纤维有可能被聚为同一个纤维束。对于第四种情况,两个纤维不会被归为一个纤维束。我们的假设是,同一个纤维束内部纤维之间的功能相关性应较高。计算纤维之间两两相似性后可形成相似性矩阵。图 4-4(e)所示为相似性矩阵,矩阵行列序号为纤维序号,并且以彩色编码序号的顺序[见图 4-4(d)]。相似性值的色彩柱如图 4-4(e)中右侧所示,相似性值用右边的彩色柱表示,矩阵的每一行对应(d)中的每一条纤维。聚类的数目由 AP 算法自动决定。我们可以观察到潜在的纤维束。最后,将此矩阵作为近邻传播(AP)算法的输入,自动地将纤维轨迹分为功能一致的纤维束。

值得注意的是,rs-fMRI 数据的功能相关性是进行聚类依据的唯一标准,通过它将功能一致的纤维聚为同一束纤维,将功能不一致的纤维区分为不同的纤维束。图 4-5(a)显示了三条功能一致的纤维轨迹,它们应该为一类。然而,如果采用几何信息[5,6,116](例如采用两个纤维之间的平均最近距离)来聚类,蓝色的纤维(用红色箭头指出)将不会和红色、绿色所属的纤维束聚为一类。另外一种相反的情况,如图 4-5(b)所示,蓝色的纤维和绿色、红色的纤维之间具有较低的功能相关性,因此可以通过 rs-fMRI 信号将它与另外两个纤维区分开。然而,基于几何信息的纤维聚类方法很有可能不能将它们分开。通过这两种情况,我们可以看出,功能相关性是一个很有效的纤维聚类的标准。

文献[117]主要讨论胼胝体(CC)的发育不全,也讨论用 fMRI 信号来研究大脑损伤性疾病。对于 CC 纤维来说，它们具有相似的形状，因此，很适合将功能相关性作为唯一的标准来定义纤维之间的相似性。将来，如果我们研究其他更复杂的、具有变化的形状和连接的纤维束时，如皮质-皮质或皮质-皮质下的连接通路，几何或解剖的限制将会被纳入对纤维相似性的定义当中。

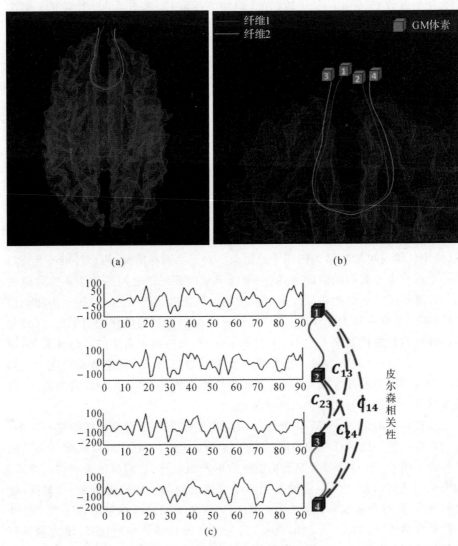

图 4-4　纤维之间功能相关性的计算

(a)两条纤维轨迹(红色和绿色)，叠加在重构的表面(灰色)上显示；

(b)对(a)中黄色框中的区域进行放大；

(c)两条纤维轨迹的 4 个端点的 rs-fMRI 信号

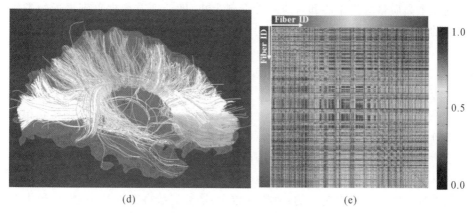

(d)   (e)

续图 4-4 纤维之间功能相关性的计算

(d)彩色编码的纤维序号；（e)功能相似性矩阵

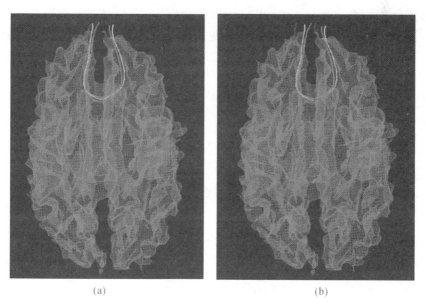

(a)   (b)

图 4-5 两个聚类实例

(a)功能相关性可将不同形状的纤维聚为一类的例子；

(b)功能相关性可将相似形状的纤维分为不同纤维束的例子

4.2.4 基于 Affinity Propagation 的自动纤维聚类

近邻传播（AP)[24]算法是一种基于近邻信息传播的聚类算法,它考虑了以所有的数据为潜在的代表点（exemplar,即类中心),并且在数据之间传播信息,直到一个高质量的类中心和对应的类出现为止,即让所有数据点到最近的类代表点的相似度之和最大。它的输入为相似性矩阵,可以是对称的,也可以是不对称的。AP算法不需要事先指定聚类数目,之所以将其称为近邻传播算法在于近邻点的信息直接影响了算法中信息的传播结果,每一次信息传播都是由数据点与近邻点的信息计算得到的。

在 AP 算法中,已知数据集为 $X = \{X_1, X_2, \cdots, X_N\}$,采用某种测度得到相似性矩阵 $S_{N \times N}$。其中 $S(i,k)$ 表示数据点 X_k 在多大程度上适合作为数据点 X_i 的类中心点。$S(i,i)$ 为 i 点作为聚类中心的适合程度,也被称作参考 p(preference),这意味着该值越大,这个点成为类中心的可能性也就越大。p 值可以设置为全局的或针对数据类型自定义的,通常 p 越大,聚类的数目就越多,p 越小,聚类的数目就越少。如果认为每个数据点都有相等的机会成为类中心,那么 p 就应取相同的值。聚类数目同时受到消息传播过程的影响。在 AP 算法中传播两种类型的消息,即 r(responsiility) 和 a(availability)。$r(i,k)$ 表示从数据点 X_i 发送到候选聚类中心 X_k 的消息,表示 X_k 作为 X_i 的类中心点的适合程度。$a(i,k)$ 则为从候选聚类中心 X_k 发送到 X_i 的消息,用来表示 X_i 选择 X_k 作为类代表点的适合程度。$r(i,k)$ 与 $a(i,k)$ 越大,X_k 点作为聚类中心的可能性就越大,并且 X_i 点属于以 X_k 点为类中心的类的可能性也越大。AP 算法通过迭代不断更新每一个数据点的 r 值和 a 值,计算方法如下:

$$r(i,k) = s(i,k) - \max_{k' \neq k}[a(i,k') + s(i,k')] \tag{4-2}$$

$$a(i,k) = \begin{cases} \min\{0, r(k,k) + \sum_{i' \neq i,k} \max[0, r(i',k)]\}, & i \neq k \\ \sum_{i' \neq k} \max[0, r(i',k)], & i = k \end{cases} \tag{4-3}$$

在更新的过程中,AP 算法还引入了一个参数,即阻尼系数 λ,它起收敛作用,默认值为 0.5。每次迭代中,$r(i,k)$ 和 $a(i,k)$ 都是由当前迭代过程中更新的值和上一步迭代的结果加权得到的,有

$$r = (1-\lambda)r + \lambda r' \tag{4-4}$$

$$a = (1-\lambda)a + \lambda a' \tag{4-5}$$

应用于纤维聚类的 AP 算法步骤如下:

输入:功能相似性矩阵 C,p 设置为均值。

输出:聚类数目,类中心(exemplars),以及聚类的纤维束。

步骤:

(1)初始化。对相似矩阵进行交换,有

$$S = -(1 - C)$$

$$r(i,k)=a(i,k)=0$$

（2）迭代。根据式（4-4）和式（4-5）进行迭代。

当 $r(k,k)+a(k,k)>0$ 时，认为是一个聚类中心。

当迭代次数大于某一阈值，或当聚类中心连续、多次迭代不发生改变时，终止计算（算法默认50次）。

本章应用 AP 算法对 CC 纤维进行聚类，聚类数目由 AP 算法自动得出。除了将 CC 纤维分类成纤维束以外，每一纤维束的代表性(exemplar)纤维也被自动找出来。在以后的结果展示中，为了方便视觉检查，用代表性纤维来表示整个纤维束。

4.3　实验结果及讨论

4.3.1　一致纤维束的鉴别

对 4.2.1 节中描述的 7 个对象的 DTI 和 rs-fMRI 数据，采用前述的纤维之间的功能相关性计算方法和聚类算法，可以将 CC 纤维分为 30 个左右纤维束（因为聚类数目自动决定，所以每个大脑的聚类数目不相同）。图 4-6(a)显示了这些聚类的纤维束（每一行对应一个个体）。为了便于对比不同个体之间共同的纤维束，首先，将所有其他个体的 B0 图配准到个体 1，同时产生用于配准的变形矩阵，可将此矩阵应用于代表性纤维的配准，图 4-6(b)为图 4-6(a)中所有纤维束的代表性纤维，其颜色和所属的图 4-6(a)中的纤维束相同。然后，计算个体 1 和其他个体的代表性纤维的 Hausdorff 距离[104]，并选择那些和其他个体最近的代表性纤维，从而挑出了不同个体间最一致的 16 个纤维束，结果如图 4-6(c)所示，不同的个体间对应纤维有同样颜色。为了便于观察，不同个体对应的代表性纤维具有同一种颜色，可以看出，16 个对应的代表性纤维在不同个体之间是比较一致的。作为定量描述，此处提供了 16 个代表性纤维的 Hausdorff 距离表（见表4-1），其中列出了每一个个体和第一个个体的对应的代表性纤维的距离。显然，Hausdorff 距离是非常小的，这证明了 7 个个体间的 16 个纤维束有良好的对应性。作为一个更加详细的例子，图 4-7 展示了 3 个任选个体的 16 个对应纤维束。为了方便检查不同人之间的纤维对应性，每个图像显示 4 个纤维束，我们有理由相信纤维束之间是对应一致的。

这一结果证明了 rs-fMRI 引导下的白质纤维聚类方法能够利用功能信息获得一致的纤维束，同时暗示了一致的结构连接性和一致的脑功能连接之间的紧密关系[111,118]。这一原理同时奠定了本章所建议的纤维聚类方法的神经学基础。

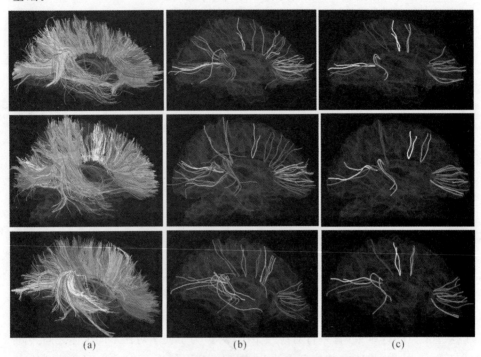

(a)   (b)   (c)

图 4-6　3 个对象的聚类纤维束分 3 行叠加在皮层表面上显示

(a)聚类的纤维束,每一束随机指定的颜色;

(b)为(a)中所有纤维束的代表性纤维;　(c)16 个最一致的代表性纤维

表 4-1　不同个体间对应的代表性纤维的 Hausdorff 距离 单位:mm

	Dis(s1,s2)	Dis(s1,s3)	Dis(s1,s4)	Dis(s1,s5)	Dis(s1,s6)	Dis(s1,s7)
1	7.459 4	7.938 2	6.572 2	7.737 7	10.538 0	6.759 4
2	6.828 5	8.150 7	14.427	9.396 4	7.748 4	5.685 9
3	7.192 6	7.800 6	7.442 6	4.998 8	5.617 2	4.897 3
4	14.567	10.075	8.718 2	11.096	8.066 4	6.981 1
5	10.666	7.948 8	11.16	4.791 9	3.141 7	7.607 4
6	7.461 2	7.601 3	8.907 1	5.478 9	7.748	4.961 1
7	5.196 5	4.629 3	8.042 9	7.547 2	7.562 1	6.773 1
8	7.918 8	9.326	12.005	7.236 2	10.649	4.960 1

续 表

	Dis(s1,s2)	Dis(s1,s3)	Dis(s1,s4)	Dis(s1,s5)	Dis(s1,s6)	Dis(s1,s7)
9	6.891 2	6.456 6	4.53	3.746 2	4.951 8	4.904 1
10	2.948 1	7.535	7.821	4.504 1	6.029 9	6.536 7
11	6.864 4	8.748 5	7.969 8	8.347 6	6.636 9	6.581 7
12	3.815 7	5.541 9	3.168 6	5.232 2	6.425 3	6.727 4
13	6.029	7.614 8	6.719 8	7.204 9	5.399	7.153 3
14	3.414 3	4.673 3	4.704 1	4.554 9	4.905 2	7.494 9
15	4.549 7	5.635 8	7.084 6	4.532 6	5.470 4	5.506 6
16	4.024	4.163 5	4.051 3	4.256 3	3.237	5.519 9

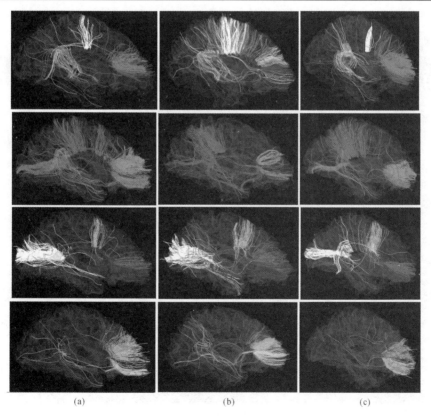

(a)   (b)   (c)

图 4-7 3 个随机挑选的个体(分 3 列显示)的 16 个(分 4 行显示)对应的纤维束显示

(a)个体 1 的 16 个聚类的纤维束; (b)个体 2 的 16 个聚类的纤维束; (c)个体 3 的 16 个聚类的纤维束

(注:它们的颜色和图 4-6(c)中的代表性纤维的颜色一致。为了视觉检查的方便,每一图片只显示 4 个纤维束)

4.3.2 可重复性验证

为了测试本章方法的可重复性,我们对 4.3.1 节实验对象中的 3 个个体进行重复的 rs-fMRI 扫描,然后采用相同的纤维聚类过程进行聚类,实验结果如图 4-8 所示。图 4-8(a)显示了所有的代表性纤维,图 4-8(b)显示了 16 个代表性纤维,为了便于比较重复性,将 4.3.1 节的 16 个代表性纤维也放于此处[见图 4-8(c)],它对应于图 4-6(c)的 1,3,5 行。可以清晰地看出,两次聚类结果是非常相似的。而且,我们计算了两次扫描的对应代表性纤维的 Hausdorff 距离,结果见表 4-2。其中"0"值意味着两次扫描聚类过程正好识别了相同的代表性纤维。根据 Hausdorff 距离,其他对应的代表性纤维也在空间上很靠近。因此,图 4-8 证明了本章的聚类方法是具有一定可重复性的,并且具有鲁棒性。这一结果同样证实了 rs-fMRI 数据得出的功能连接性是对脑功能架构的一个可靠、可重复的测量。此发现出现在不同方向的研究[88,92,108-109]中。

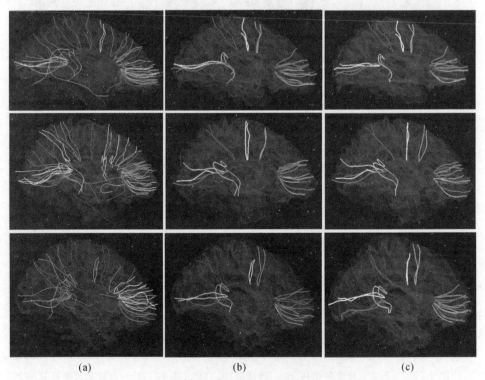

(a)   (b)   (c)

图 4-8 3 个个体的重复性 rs-fMRI 扫描数据下的纤维聚类

(a)所有的代表性纤维; (b)16 个一致的代表性纤维;

(c)图 4-6(c)16 个一致的代表性纤维

(3 行分别对应图 4-6(c)的个体 1,2,3)

表 4－2   两次扫描对应的代表性纤维的 Hausdorff 距离

序 号	Sbj1	Sbj3	Sbj5
1	0	0	7.443 1
2	8.351 6	0	6.937 2
3	0	0.873 9	0
4	0	0	10.964 6
5	0	0	4.767 3
6	1.970 7	4.598 9	0
7	0	8.351 4	0
8	4.797 3	1.812 8	5.219 4
9	2.398 4	0	4.140 9
10	4.595 3	2.275 1	0
11	5.696 5	5.983 3	3.643 5
12	0	0	2.999 2
13	7.709 2	7.110 7	3.071 7
14	0	3.369 3	4.202 9
15	4.263 7	3.973 4	0
16	1.493 4	4.764 8	2.595 6

注:1 号代表性纤维对应图 4－8(b)中最左侧的纤维,16 号纤维对应图 4－8(b)中最右侧的纤维。

4.3.3　与基于几何特征聚类方法的比较

将本章的自动纤维聚类方法与基于几何信息的方法比较,以此来更进一步对本章方法进行评价。选择平均最近距离作为特征计算相似性矩阵,平均最近距离是 Hausdorff 距离的改进,包含了位置和形状等几何信息[4-5]。聚类算法同样采用 AP 算法。此处挑选出一个例子作对比(见图 4－9),其中图 4－9(a)是图 4－6(c)的第一行。我们挑选出其中 4 个代表性纤维,并把它们对应的纤维束显示在图 4－9(b)中。而图 4－9(c)(d)显示了基于平均最近距离的方法聚类的结果,总共有 7 个纤维束[见图 4－9(c)]。为了比较,我们在图 4－9(c)中挑选了 2 个纤维束,并发现这 2 个纤维束和图 4－9(b)中的 4 个纤维束刚好重叠。值得注意的是,尽管这 3 个纤维束的功能并不一致,其中被本章方法分为 3 个纤维束的那部分[见图4-9(b)黄色圆圈所标的纤维束],不能被基于几何信息的方法所区分[见图4-9(d)]。这样的结果表明了应用rs-fMRI数据引导纤维聚类的优势,即当功能不一致,但具有相似位置、形状的纤维在一起时,功能特征能将它们区分开,而基于几何信息的聚类方法则不一定能将它们分开。

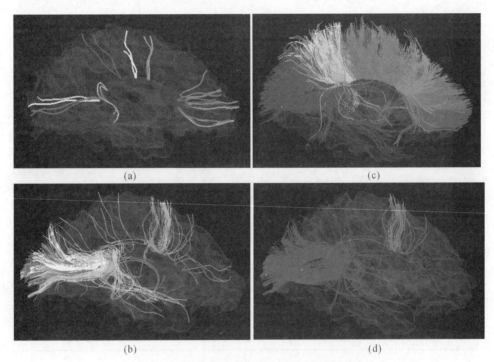

图4-9　两种方法进行纤维聚类的结果比较

(a)本章的方法,16个代表性纤维显示叠加在皮层表面上;

(b)挑选(a)中4个代表性纤维,显示其对应的4个纤维束;

(c)基于几何信息所鉴别的7个纤维束;

(d)为(c)中的1个纤维束,正好对应(b)中所鉴别出来的3个纤维,如黄色圆所标记

4.3.4　基于Task fMRI数据的验证

之前对聚类CC纤维进行了定性和定量评价,本节采用基于任务的工作记忆fMRI数据[114]作为基准来检验聚类纤维束的功能对应性。基于任务的工作记忆fMRI数据提供了16个稳定的大脑激活区域,其所在位置如图4-10中白色方块所示。基于任务的工作记忆fMRI得到的ROI提供了一种基准数据,使得我们可以比较其与聚类得到的纤维束的功能对应性。很有意思的是,其中一个纤维束[见图4-10(a)的绿色纤维]正好落在了左右旁扣带回对应的工作记

忆 ROI(红色箭头指示)旁边。图 4-10(b)显示了图 4-10(a)中两个绿色的代表性纤维所对应的纤维束和工作记忆 ROI。我们计算了 ROI 中心与代表性纤维的欧几里得距离,得两个个体的距离分别为 3 mm,0.1 mm 与 3.9 mm,2.8 mm[见图 4-10(a)],如此近的距离表示了左、右旁扣带回被绿色的纤维束所连接,进一步暗示了本章方法能够将功能一致的纤维聚为同一个纤维束,从而从另一方面证实了大脑的结构连接和功能连接的紧密关系[76,107,110,118-120]。

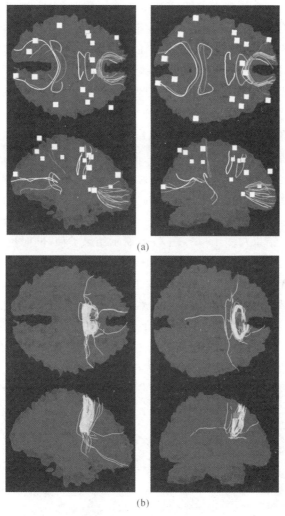

(a)

(b)

图 4-10 16 个激活的基于任务的工作记忆 ROI 和聚类的纤维束的联合显示
(a)任意选择两个个体(分两列显示,每行显示不同视角下的剖面);
(b)对应于(a)中绿色代表性纤维的纤维束和工作记忆 ROI 的联合显示

4.3.5　在精神病诊疗上的应用

我们将本章的方法用于精神病数据[121]的自动纤维聚类,并且在此基础上进行基于纤维束的分析。8 个精神病患者(SZ)和 7 个正常人(Control)的 DTI 和 rs-fMRI 数据可从网上(网址为 http://hdl.handle.net/1926/1687)下载。其中 DTI 扫描系统为 3 Tesla GE 系统,采用 8 通道的线圈和阵列空间敏感度编码技术,扫描了 51 个梯度方向图,$b=900$ s/mm^2,8 个 B0 图,TR$=17\,000$ ms,TE$=78$ ms,FOV$=24$ cm,图像矩阵大小为 144×144,体素大小为 $1.67\times1.67\times1.7$ mm^3。rs-fMRI 数据采用高解析度 EPI 扫描,时间序列长为 10 min,包含 200 个采样点,时间序列图像大小为 96 mm$\times$96 mm$\times$39 mm,TR$=3\,000$ ms,TE$=30$ ms,扫描过程中被扫描者呈闭眼休息状态。更多处理细节参考文献[121]。

CC 纤维作为连接左、右脑最大的纤维束,在精神病患者的连接异常模型中扮演着重要的角色[122-123]。大部分的脑影像研究专注于精神病患者大脑纤维的体积、形状和完整性的改变[124-126],而且报道的结果不一致[127]。我们采用本章的自动纤维聚类方法,将 CC 纤维聚类为 30 个左右的纤维束,然后挑出其中最一致的 16 个纤维束,进行基于纤维束的分析。如图 4-11(a)所示为精神病组,如图 4-11(b)所示为对照组。将每一个对应的纤维束和代表性纤维用相同的颜色表示。这一结果与图 4-6~图 4-8 所示结果类似,同时也说明了本章方法能够一致地鉴别出不同个体间共同的 16 个纤维束。然后计算每一纤维束的分数各向异性(FA)和平均弥散度(MD),并对精神病组和对照组的 FA 值和 MD 值进行平均,结果如图 4-12 所示。显然,相对于对照组来说,精神病组具有较低的 MD 值和较高的 FA 值。一些统计意义上的区别($p<0.05$)也在图 4-12 中标出。本章所得结果和 Hubl 等人[128]报告的结果一致,即带有幻听的精神病患者的 CC 纤维相对于正常人具有较高的 FA 值。

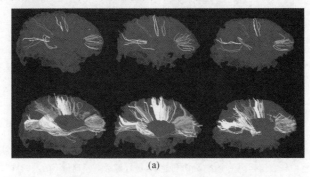

(a)

图 4-11　聚类纤维束和代表性纤维

(a)3 个精神病患者的 16 个最一致的纤维束和代表性纤维

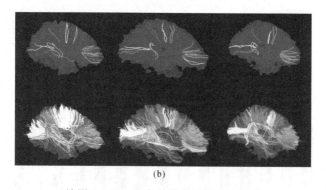

(b)

续图 4-11 聚类纤维束和代表性纤维

(b)3 个正常人的 16 个最一致的纤维束和代表性纤维

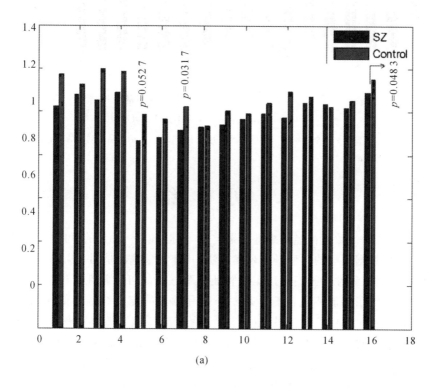

(a)

图 4-12 针对精神病数据的基于 CC 纤维束的分析结果

(a)纤维束 MD 的测量结果(纵轴代表 MD 值)

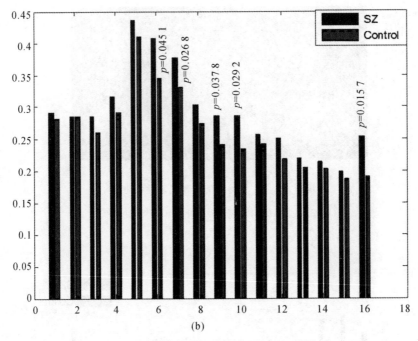

续图 4-12　针对精神病数据的基于 CC 纤维束的分析结果

(b)纤维束 FA 的测量结果(纵轴代表 FA 值)

(注:水平轴的序号代表 1～16 个纤维束,其中第 i 个纤维束对应图 4-6(c)中从左到右的第 i 个纤维束)

4.4　小　　结

　　为了对功能一致的神经纤维进行聚类,本章提出了一种新的、可供选择的利用 rs-fMRI 数据引导的白质纤维聚类方法,其神经学基础是同一束内部的轴突纤维具有功能一致性。我们通过实验验证本章方法的可重复性;与其他方法相比,结果也表明了功能相关性测度是一个很有意义的定义纤维相似性的标准。多模态(DTI/rs-fMRI)下、重复扫描实验下的一致纤维聚类结果表明了本章方法的可重复性、鲁棒性和有效性。特别地,一部分聚类的结果被基于任务的工作记忆 fMRI 基准数据所验证,结果表明 rs-fMRI 引导的纤维聚类得到的纤维束连接了不同大脑的对应脑功能区域。此外,我们应用了此纤维聚类方法进行基于纤维束的精神病分析。

　　本章实验结果进一步证明了多模态(DTI/rs-fMRI)的数据联合可以明显地优化人类大脑地图[105,120],这是因为 DTI 和 rs-fMRI 的相互补充可以提供更加丰富的结构和功能信息。例如,功能一致性可被用于约束结构连接(如本章方法),而结构连接一致性也可用于指导功能区域的定位[118,120]。然而,应该注意功能上有连接的区域不一定有直接的轴突纤维连接。所以,未来我们打算研究结构连接和功能连接的内在关系,以便于更好地利用一些更加有意义的约束条件来进行纤维聚类或进行功能网络推断。

对于4.1节的计算流程框图(见图4-2),可以从以下几方面进行改善。第一,由于DTI分辨率和张量模型的局限,需要在提取纤维端点的灰质体素信号时进行纤维映射。未来,最新的神经影像技术的发展(如 HARDI[40],DSI[103] 等具有更高的成像质量,能够解决纤维轨迹交叉等问题,从而能够去除掉那些本身不存在的虚假纤维),将使本章的自动纤维聚类算法能够取得更好的效果。第二,现阶段只针对 CC 纤维进行了算法的开发和评价,未来我们打算将其应用到更复杂的纤维束甚至整个大脑中,实现更大规模上的 rs-fMRI 引导的纤维聚类。第三,现阶段只是简单地利用了静息态数据的功能相关性来定义纤维之间的相似性,这对于 CC 纤维聚类比较有效,但对那些形状复杂的纤维束不一定很有效,这是因为两个不同形状,甚至距离很远的纤维很有可能功能相关性较强。将来我们打算采用几何信息或解剖结构信息作为附加的限制条件来对更为复杂的纤维进行聚类。第四,个体间一致的纤维束很难判定。目前我们采用基于Hausdorff 距离的方法做出简单判定,将来可以利用已经验证的纤维束来学习预测模型(如文献[111]的工作),如果成功,可将这些学习得到的一致纤维束的预测模型作为附加的限制来对新的个体进行纤维聚类。第五,我们打算采用多视角谱聚类方法[129-130]来得到组间优化的、一致的代表性纤维,从另一角度来解决个体间一致的纤维束很难鉴别的问题。

第五章
基于 DICCCOL 的自动纤维聚类

虽然基于几何信息的纤维聚类方法在一定程度上取得了很好的聚类效果，但是聚类的纤维束在不同个体间不具有对应性。有些基于图谱（解剖信息）的方法能够根据纤维的连接模式来鉴别个体间对应的纤维束，但其需要高级的配准技巧对图谱模板和个体大脑进行配准，其准确性完全依赖于配准的准确性。

本章方法建立在最新的研究成果 DICCCOL[10] 的基础之上，进行两阶段的自动纤维聚类，先鉴别出连接和功能一致性较强的"骨架"纤维束，然后以功能为相似性特征将其余纤维归类到已有的纤维束"骨架"上。其过程不需要高级的配准技巧，却能够鉴别不同大脑中对应的纤维束。

5.1　相关工作、基本思路及处理流程

5.1.1　DICCCOL 概述

大脑的最新研究成果 DICCCOL[10] 被发现并且验证了 358 个皮层地标。这些地标在不同人之间呈现出了内在的对应关系，且具有一致的纤维连接模式和功能对应性。相对于 Brodmann 大脑坐标系统和图像配准方法，本章方法避免了寻找本来就很模糊的区域边界的陷阱，而且个体间的结构差别可以通过优化这些地标的位置和大小来解决。重要的是，这些地标在超过 240 个大脑中重新产生并且被验证。从而这 358 个地标提供了一个统一的大脑参照系统，而且对于任何一个新的 DTI 大脑数据，358 个地标都可以被精确地个性化预测。

这里简要地介绍 358 个 DICCCOL 地标的产生过程。第一步，从 10 个大脑 DTI 数据中随机选取一个作为模板数据，重建其大脑皮层中间表面；然后在该大脑表面的坐标边界形成的立体矩形盒子内生成一个密集的、规则 3D 网格，计算皮层表面与该 3D 网格的交点，作为皮层表面标记区域的初始化位置，总共可以在模板数据上找出 2 056 个初始位置。第二步，把这些初始化的点通过 FSL FLIRT 配准到其余的大脑表面，此处的线性配准在不同大脑间的地标建立了一种初始、大致的对应关系。初始化的目的是产生密集的 DICCCOL 地标，并使得

它们分布在不同的大脑功能区域。第三步,对初始地标点的位置和大小进行优化。优化使该皮层表面区域在群体上具有一致的结构连接模式,这可归纳为一个能量最小化问题[120,131-133]。优化的目标是在群体数据上寻求结构连接模式稳定性的最大化。优化过程大致如下:首先,提取穿过每个初始 DICCCOL 地标的3圈邻域 ROI 的纤维轨迹作为此地标对应的纤维束;然后,将此纤维束投影到标准的球空间,称之为 Trace - Map,并计算组内任意两个大脑之间的 Trace - Map 距离,具体的投影变换算法细节参见文献[120]和文献[131~133];最后,对每一个初始的 DICCCOL 地标,选择约 30 个候选位置,搜索组内 Trace - Map 距离最小的一组 DICCCOL 地标,并以其作为皮层表面标记区域,这组皮层表面标记区域就是最终的个体化 DICCCOL 地标。值得指出的是,由于初始化的网格非常密集,很多不同的初始化网格点最终会收敛到相同的位置,我们认为这些网格点收敛到同一个 DICCCOL 标记。所有的 358 个 DICCCOL 模板已经在网络上公布(网址为 http://dicccol.cs.uga.edu)。生成这 358 个 ROI 的软件工具和源代码也公布在网络上(网址为 http://www.cs.uga.edu/~tliu/visualAnalyticTkt/visualAnalyticTkt.htm)。具体的 DICCCOL 开发算法的细节参见文献[120]和文献[131~133]。

5.1.2 基本思路及处理流程

本章提出一种新的、两阶段混合的纤维聚类方法,利用了大脑的连接和功能特征。其中,第一阶段基于最新开发的 358 个稠密、一致的皮层地标,我们先鉴别出组间优化一致的"骨架"纤维束。在第二阶段,将剩下的纤维归类到已有的纤维束"骨架"上,归类时根据 rs - fMRI 数据导出的纤维之间功能相关性来求取相似度。本章方法的主要优点是通过一致的、个体间对应的 358 个地标保证了"骨架"纤维束的对应性,从而可以得到个体间对应的纤维束,而且 358 个地标同时保证了"骨架"纤维束的可信度;对那些剩下的、不一致的纤维在第二阶段以"骨架"纤维束为参考进行归类。在第二阶段,传统的纤维聚类问题转化为了纤维分类问题,用 rs - fMRI 数据引导纤维进行以功能为特征的分类。总之,本章所建议的两阶段的纤维聚类方法有效地利用了内在、共同的连接和功能特征来进行纤维聚类,使获得的纤维束具有个体间对应的连接性和功能性。

如图 5 - 1 所示,本章算法流程包括以下几步。首先,我们对原始的 DTI 和 rs - fMRI 数据进行预处理,然后进行 DTI 下的纤维轨迹追踪,采用 FSL FLIRT 将 rs - fMRI 数据配准到 DTI 空间。同时,我们按照文献[10]介绍的方法预测 358 个一致的地标,再将这 358 个地标按照 MNI 图谱的标签分组。然后,基于这些个体间一致、共同的地标,鉴别出"骨架"纤维束(每一"骨架"纤维束内部的纤维是功能与结构上最一致、最可信赖的)。最后,我们将每一"骨架"纤维束用它们的平均 rs-fMRI 信号来表达,然后通过比较它们与剩下纤维的基于小波的功能相关性,将剩下的纤维归类到已有的"骨架"纤维束中。

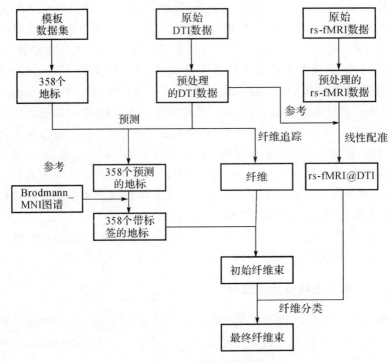

图 5-1　本章算法流程图

5.2　详细的处理过程

5.2.1　数据预处理

　　我们在佐治亚大学生物成像研究中心采用 GE 3T 磁共振设备扫描 8 名健康的大学生获取 DTI 数据。具体的数据成像参数是:数据维度为 $128 \times 128 \times 60$,空间分辨率为 2 mm $\times$ 2 mm $\times$ 2 mm,即每个切片 2 mm 厚,FOV 为 256 mm,TR 为 15.5 ms,TE 为 89.5 ms,b 为 1 000,3 个 B0 图,共有 30 个梯度场方向。rs-fMRI 图像矩阵大小为 $128 \times 128 \times 60 \times 100$,空间分辨率为 2 mm $\times$ 2 mm $\times$ 2 mm,TR=5 s,TE=25 ms,翻转角度为 90°。

　　DTI 数据的预处理包括头骨去除、运动校正、涡流校正、纤维跟踪和表面重构。前面三种预处理可使用 FSL，纤维追踪使用 MEDINRIA（参数 FA 阈值为 0.2，最小纤维长度为 20 mm）。大脑皮层表面按照文献[58]介绍的方法进行重构。DTI 空间为标准空间，组织分割图及皮层表面重构图都产生于 DTI 空间。

rs - fMRI 数据的预处理包括去除头骨、运动校正、空间滤波、时域预白噪声化、切片时间校正、全局漂移剔除和带通滤波（0.01～0.1 Hz）。使用线性配准（FSL/Flirt）将 fMRI 图像映射到 DTI 图像[92]。

新个体的 358 个 DICCCOL 地标的预测过程与其优化过程相类。为了快速、高效地对新的个体大脑进行预测，可利用已有的人类大脑模板数据的 DICCCOL 标记区域位置信息来预测新个体的 DICCCOL 地标。将一个新的个体大脑配准到 DICCCOL 模板空间，然后该个体的每一个 DICCCOL 皮层表面区域的位置就可以通过最小化其与模板之间的差异来得到。假设 S_{m1}，S_{m2}，…，S_{m10} 和 S_p 表示原始模板数据和需要预测的个体数据，整个预测过程的具体实现方法如下：

（1）从模板数据里随机选取一个个体作为模板空间 S_{mi}，然后通过 FSL 的线性配准算法（FLIRT）将模板空间里的 358 个 DICCCOL 区域配准到新个体的皮层表面上，得到 358 个初始化的区域。

（2）对 S_p 上的每一个 DICCCOL 初始化区域，提取与其相邻的区域作为优化候选区域，同时提取与它们相连的白质神经纤维束。

（3）将待处理的 S_p 上候选区域的神经纤维束投射到一个标准的球空间下，称之为 Trace - Map。对 S_p 上每一个皮层表面标记区域，计算有所候选区域与大脑模板上 DICCCOL 区域的 Trace - Map 距离。

（4）对每一个预测的皮层表面区域，在 S_p 上进行全局搜索寻找结构连接模式一致性最强的一组区域的组合，将其作为皮层表面标记区域，这组皮层表面标记区域即为个体化的 DICCCOL 地标。

预测出的 358 个 DICCCOL 地标中的一个地标及其对应的纤维束如图 5 - 2 所示。

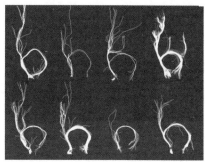

图 5 - 2　预测的 DICCCOL 地标以及对应的纤维束

5.2.2 基于 358 个 DICCCOL 地标的纤维束"骨架"的鉴别

最初,德国解剖学家 Korbinian Brodmann[14] 于 1909 年采用尼氏染色法来观察大脑皮层的细胞架构组织,并根据大脑皮质各部、各层细胞的大小、形状、密度和排列方式,定义了 52 个不同的大脑皮层区域。后来,Krish Singh 将 Bromann 区域重新绘制在神经影像学家经常使用的大脑模板(MNI/ICBM 'iconic' single-subject MRI template,见 http://www.stat.cmu.edu/~fiasco/index.php?ref=overview/atlases.php),如图 5-3 所示。

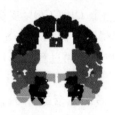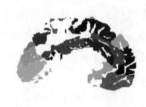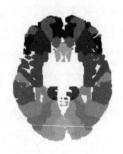

图 5-3 绘制于大脑模板上的 Bromann 区域

基于此 MNI 图谱,我们首先将这些地标按照 Brodmann[14] 标签进行分组,其间共使用了 38 个 Brodmann 区域(标签),所以,358 个地标被分为带有标签的 38 组。这一步只要对一个随机挑选的个体大脑执行一次即可,其他个体大脑的地标可按此分组。这是因为 358 个地标具有内在对应性。图 5-4(b) 所示为分组的 358 个地标,这些分组用不同的颜色表示。然后,根据纤维所连接的不同分组可鉴别出不同的纤维束,也就是说,如果一些纤维连接(穿过)了具有同样标签的地标,就可将它们归为一类。这些纤维束被称之为"骨架"纤维束,这是因为它们的数量较少,但是结构和功能一致性却较高。最后,我们在 8 个个体间发现了 32 个共同的"骨架"纤维束,这些共同的纤维束具有同样的连接,它们占大脑纤维总数的 6%~12%。图 5-4(c) 为一个"骨架"纤维束的例子,一种颜色对应一个"骨架"纤维束,但和(b)中的颜色无对应性。

5.2.3 基于功能相似性的自动纤维分类

因为 358 地标具有对应性,上一步鉴别得到的"骨架"纤维束也相应地具有个体间的对应性。这些"骨架"纤维束可作为进行第二阶段纤维分类的可信赖的参考。纤维分类过程是将其他纤维归类到已有的这些"骨架"纤维束上。此处采用由 rs-fMRI 数据导出的基于小波的功能相关性测度进行分类。

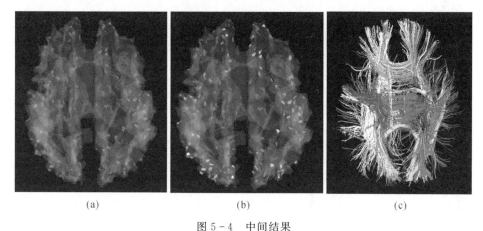

图 5-4　中间结果

(a)任意选取的一个个体的 358 个地标；

(b)利用 MNI 图谱分组的地标，不同颜色代表不同的 Brodmann 区域；　(c)"骨架"纤维束

小波分析尤其适合于那些具有分形尺度或者 1/f 特性的信号，而这恰好是大脑皮层 rs - fMRI 时间信号的特性[134]。最大重叠离散小波变换（MODWT）[135]是一种冗余变换，具有平移不变性，很适合采用塔式算法计算，而且它不像离散小波变换（DWT）那样对时间序列开始点的选取很敏感，因此此处采用小波分析。MODWT 定义如下：令 X 是一个长度为 N 的时间序列（N 为 2 的整数倍），$\{g_{j,l}, l=0,\cdots,L_{j-1}\}$ 和 $\{h_{j,l}, l=0,\cdots,L_{j-1}\}$ 分别为 DWT 的第 j 级尺度滤波器（低通滤波）和小波滤波器（高通滤波），其中，$L_j=(2^j-1)(L-1)+1$，L 是初始滤波器的长度，那么对应的 MODWT 的第 j 级尺度滤波器和小波滤波器分别是 $\tilde{h}_{j,l}=h_{j,l}/2^{j/2}$ 和 $\tilde{g}_{j,l}=g_{j,l}/2^{j/2}$。根据塔式算法，第 j 级 MODWT 的小波系数和尺度系数计算公式为

$$\widetilde{W}_{j,t} = \sum_{l=0}^{L_{j-1}} \tilde{h}_{j,l} \, X_{t-l \bmod N} \tag{5-1}$$

$$\widetilde{V}_{j,t} = \sum_{l=0}^{L_{j-1}} \tilde{g}_{j,l} \, X_{t-l \bmod N} \tag{5-2}$$

这里，$t=1,\cdots,N-1$。由此定义可得出以下能量分解公式：

$$\|X\|^2 = \sum_{j=1}^{J_0} \|\widetilde{W}_j\|^2 + \|\widetilde{V}_{J_0}\|^2 \tag{5-3}$$

对任何的 $J_0>1$，利用分解的小波系数和尺度系数，尺度 λ_j 下的小波互相关系数定义为

$$\rho_{XY} \mid (\lambda_j) = \frac{\mathrm{Cov}\{\overline{W}_{j,t}^{(X)}, \overline{W}_{j,t}^{(Y)}\}}{(\mathrm{Var}\{\overline{W}_{j,t}^{(X)}\} \, \mathrm{var}\{\overline{W}_{j,t}^{(Y)}\})^{\frac{1}{2}}} = \frac{\gamma_{XY}(\lambda_j)}{V_X(\lambda_j) \, V_Y(\lambda_j)} \tag{5-4}$$

因此可看出，尺度 λ_j 下的小波互相关系数由 $\{X_t, Y_t\}$ 的小波互协方差与 $\{X_t\}$ 和

$\{Y_t\}^{[136]}$ 的方差组成。

采用最大重叠离散小波变换(MODWT)进行纤维分类的过程如下：

(1)从纤维所连接的灰质体素中提取 rs-fMRI 信号,提取过程与 4.2.2 节中一样。一条纤维具有两个时间序列信号,分别用 X_{i1}，X_{i2} 代表,它们的平均值用 X_i 代表。

(2)对每一个"骨架"纤维束,对其所有纤维的 X_i 求平均,即用平均的 rs-fMRI 信号来代表第 j 个"骨架"纤维束,$X_{jmean} = \text{mean}(X_i)$。

(3)对每一个"骨架"纤维束平均的 rs-fMRI 时间序列,采用 MODWT 对其进行以下尺度的分解[137]:尺度 1, 0.16～0.31 Hz;尺度 2, 0.08～0.16 Hz;尺度 3, 0.04～0.08 Hz;尺度 4, 0.02～0.04 Hz。然后,计算尺度 3 下的小波系数 $\widetilde{W}_{j=3}^X$。

(4)对每一个"骨架"纤维束临近的剩余纤维,采用同样的方式计算其 MODWT 小波系数 $\widetilde{W}_{j=3}^Y$,那么此纤维和"骨架"纤维束的小波相关性[135]可按式 (5-4)计算得到,这个剩余的纤维被归类到拥有最大 $|\rho_{XY}|$ 值的纤维束。另外,此相关性值还需大于某一阈值,从而保证那些最相关的纤维被选择。

在本算法中,之所以主要利用小波分解的第 3 级,是因为这是分析 rs-fMRI 最常用的频带,它一方面避免了和高频震荡相关的生理噪声,另一方面避免了从有限时间序列估计低频相关性所带来的测量误差[137],这是它们之间的合理折中。对于阈值的选取,我们根据文献[13]中的方法手工选取 11 个纤维束,然后计算纤维束内部纤维间的功能相关性值,再对所有的纤维束求取平均,最后,选取平均值 0.7 作为阈值。

5.3　实验结果及讨论

按照本章的方法对 8 个个体的整个大脑进行自动纤维聚类,共鉴别出了 32 个共同的纤维束,如图 5-5(a)所示。为了便于视觉区分,将每一纤维束用代表性纤维表示[见图 5-5(a)],其与其他纤维束的平均最近距离最小。在不同大脑中,每一对应的纤维束的颜色相同,并且纤维束和其代表性纤维的颜色相同。可以看出,32 个代表性纤维的分布是合理的,并且在个体间是比较对应的。此处给出更加详细的例子,如图 5-6 所示为 2 个任选个体的 8 个一致纤维束,对其进行定量比较,计算这 8 个纤维束的代表性纤维在 8 个个体间的 Hausdorff 距离,结果见表 5-1。从中可看出其 Hausdorff 距离是相对较小的。

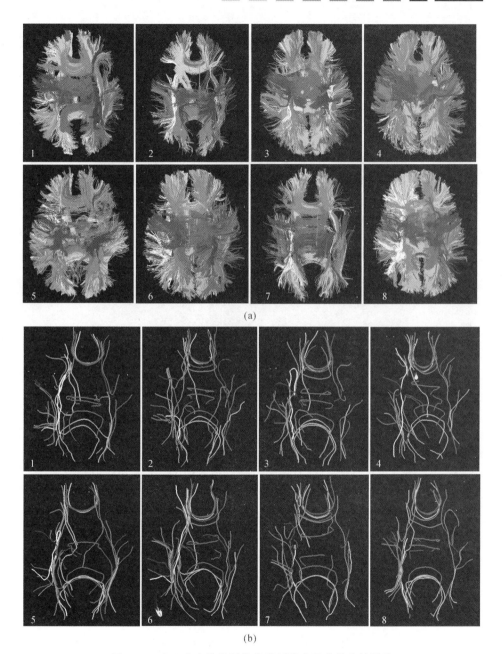

图 5-5　在 8 个个体组间优化的纤维束及其代表性纤维

(a)32 个一致的纤维束(在不同个体间的颜色对应一致);

(b)32 个纤维束的代表性纤维(颜色和其所在的纤维束一致)

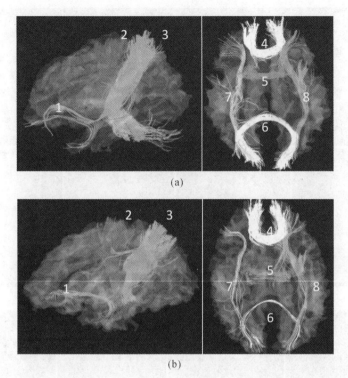

(a)

(b)

图 5-6　来自于 2 个个体的 8 个纤维束

［注:同一种颜色(而且用数字标注)的纤维束在(a)(b)之间对应］

表 5-1　8 个个体对应的一致纤维束的 Hausdorff 距离

序号	$Dis_{s1,s2}$	$Dis_{s1,s3}$	$Dis_{s1,s4}$	$Dis_{s1,s5}$	$Dis_{s1,s6}$	$Dis_{s1,s7}$	$Dis_{s1,s8}$
1	2.790 967	4.648 997	3.121 929	5.070 392	4.035 764	3.459 485	2.161 405
2	3.347 079	4.668 252	6.256 542	4.655 991	4.192 584	4.068 683	5.264 750
3	5.877 377	4.934 453	4.226 444	5.637 388	6.300 134	3.822 863	4.804 938
4	3.301 448	5.264 409	3.041 585	3.827 183	2.556 394	2.747 396	2.443 949
5	3.469 581	3.386 624	4.191 551	2.590 186	4.026 553	1.903 098	4.330 037
6	2.193 056	2.616 470	4.698 889	2.807 325	2.397 147	2.398 114	5.395 280
7	6.951 010	5.178 779	6.874 481	5.326 930	6.091 505	3.268 049	6.192 758
8	5.289 129	2.804 527	6.938 147	5.666 904	7.673 337	6.708 210	6.057 800

此外,我们统计了在 8 个个体间的这 8 个"骨架"纤维束占大脑所有纤维的平均百分比,以及经过第二阶段的分类后,对应的 8 个最终纤维束占所有纤维的平均百分比,结果见表 5-2。就 8 个个体的平均值而言,32 个对应的纤维束所占的百分比从第一阶段的 8.03% 上升到最终的 25.78%,从而暗示组间一致的"骨架"纤维束的鉴别可以作为第二阶段按功能进行纤维分类的基础。表 5-3 给出了 8 个最终纤维束的内部功能一致性,我们计算出所有最终纤维束内部纤维的 rs-fMRI 信号(X_i)与其骨架纤维束平均 rs-fMRI 信号(X_{jmean})相关性的平均值,以此衡量其内部功能的一致性。可看出经过分类后最终形成的纤维束仍保持了高度的内部功能一致性。上述结果说明了本章方法得到的纤维束具有相似的连接模式和功能相关性。

表 5-2 "骨架"纤维束及最终纤维束所占的百分比

序号	1	2	3	4	5	6	7	8	全部
初始	0.18%	0.72%	0.57%	0.18%	0.22%	0.14%	0.08%	0.10%	8.03%
最终	0.22%	2.06%	1.90%	1.01%	0.92%	0.35%	0.27%	0.30%	25.78%

注:8 个"骨架"纤维束占所有纤维的平均百分比(第 2 行),最终形成的纤维束占所有纤维的平均百分比(第三行),以及所有的"骨架"纤维束及最终的纤维束占所有纤维的平均百分比(第 10 列)。

表 5-3 8 个最终形成的纤维束的内部功能一致性

序号	1	2	3	4	5	6	7	8
一致性	0.806 5	0.728 3	0.753 8	0.903 87	0.834 7	0.803 4	0.757 3	0.730 34

注:此功能一致性被定义为所有最终纤维束内部的纤维的 rs-fMRI 信号(X_i)与其骨架纤维束平均的 rs-fMRI 信号(X_{jmean})的相关性的平均值。

5.4 小 结

本章提出了一种新的两阶段的自动纤维聚类方法,据此可以获得组间连接和功能一致的纤维束。此方法有效利用了从 DTI 和 rs-fMRI 数据推断的一致的结构和功能架构。尤其是 358 个大脑皮层地标提供了鉴别"骨架"纤维束的基础,从而这些"骨架"纤维束也具有了内在的一致性和对应性。在第二阶段,采用功能一致性将剩下的纤维归类到已有的纤维束"骨架"上。最后分别对结果进行了定性和定量的分析,验证了本章方法良好的效果。目前,我们依据 Brodmann 图谱将大脑网络分为了 38 组,将来,我们打算进行多尺度大脑网络下的纤维聚类,并且不再依赖于类似于 Brodmann 图谱等这种粗糙、硬性的划分。此外,我们将采用更大规模的基于任务的 fMRI 来验证"骨架"纤维束的功能对应性。

第六章
基于 DICCCOL 的网络构造和多尺度一致对应的自动纤维聚类

大脑网络是一个多尺度的网络[137-139]，包括从神经元之间的连接到大脑的功能或结构连接。从而，大脑的纤维聚类也应是一个多尺度的聚类，在不同的尺度下分析有不同的意义。本书前面几章介绍的都是在一种尺度下进行的自动纤维聚类，本章试图在 DICCCOL[10] 的基础上，将纤维聚类的尺度延伸，期待获得更具广泛意义的纤维聚类结果。

本章方法以 DICCCOL 为基础。首先将 358 个地标作为网络结点进行多尺度的网络聚类，形成一个多分辨率的大脑网络。然后，由于网络结点间的连接即纤维束，不同的连接对应不同的纤维束，因而可以自动地将大脑多尺度下的纤维束鉴别出来。最后，此网络和纤维束一旦形成，即可作为模板，对新的大脑网络和纤维束进行预测。

6.1　基本思路及处理流程

人类的大脑在大规模网络并行信息处理下会最大化其成本效率[140-141]，即大脑往往会增加其效率（倾向于一些长程纤维的连接）并降低成本（倾向于高密度短程的本地连接），就像一个经济的小世界网络[142]。因此，我们设计了两个特征，即皮质表面的测地距离和地标间纤维连接图的最短路径长度，其中分别包含短程和远程连接信息，结合它们作为多尺度谱聚类算法的输入，最终可得到最优的尺度大小和节点的数量。由于 DICCCOL 地标具有个体间对应的内在属性，因此这些脑网络也具有多个尺度下的对应性。我们对个体间的输入特征矩阵进行了平均（相当于推出了一个简单组内优化对应的大脑子网络）从而得到了个体间对应的大脑网络。

如图 6-1 所示，本章的多尺度一致大脑网络构造框架包括以下步骤：第一，预处理原始 DTI 数据，并基于处理过的 DTI 数据进行全脑纤维跟踪和表面重建。第二，预测每一个体的 358 个一致的 DICCCOL 地标。第三，基于皮层表面和纤维信息计算两个地标之间的测地线距离和最短路径距离。第四,应用改进的多尺度谱聚类算法[17]自动地计算出在每个尺度内聚类的最优数量和最优尺度,从而得到多尺度脑网络。第五,基于这些网络,把个体全脑纤维化分为与多尺度一致对应的纤维束。

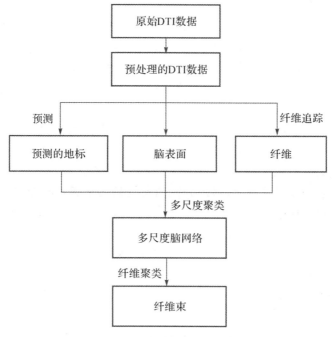

图 6-1　计算框架的流程图

6.2　详细的处理过程

6.2.1　数据及预处理

数据 1 为来自中国北京师范大学公开的 100 名健康的成人数据(他们的平均年龄为 21.2 岁)[143]。DTI 数据采用 SIEMENS TRIO 3-T 磁共振设备扫描,参数设置为:49 个轴向扫描切片,厚度 2.5 mm,TR 为 7 200 ms,TE 为 104 ms,64 个扩散方向,b 值为 1 000 s/mm^2,扫描切片的大小为 128 mm×128 mm,FOV 为 230×230 mm^2。更多细节参阅文献[143]。

数据 2 为佐治亚大学生物成像研究中心采用 GE 3T 磁共振设备扫描 9 名健康的大学生获取的 DTI 数据。具体的数据成像参数是:图像矩阵大小为 128×

128×60,空间分辨率为 2 mm×2 mm×2 mm,即每个切片厚 2 mm,FOV 为 256 mm²,TR 为 15.5 ms,TE 为 89.5 ms,b 值为 1 000 s/mm²,3 个 B0 图,共有 30 个梯度场方向。

数据 3 为从 NA-MIC 数据集(http://hdl.handle.net/1926/1687)下载的 10 名精神分裂(Schizophrenia,SZ)患者和 10 名健康对照受试者(平均年龄42.7 岁)的数据。DTI 扫描参数为 51 个梯度场方向,$b=900$ s/mm²,8 次基线扫描, $b=0$,TR=17 s,TE=78 ms,FOV=4×24 cm²,矩阵大小为 144×144,切片厚 度为 1.7 mm,覆盖全脑 85 个切片,空间分辨率为 1.67 mm×1.67 mm× 1.7 mm。由于两例被试的 DTI 纤维素成像和皮质表面重建质量较低,因而排除 了这两例 SZ 受试者。

DTI 数据的预处理包括头骨去除、运动校正、涡流校正、纤维追踪和表面重 构。前面三种预处理可使用 FSL,纤维追踪使用 MEDINRIA(参数 FA 阈值为 0.2,最小纤维长度为 20 mm)。对大脑皮层表面按照文献[58]介绍的方法进行 重构。DTI 空间为标准空间,组织分割图及皮层表面重构图都产生于 DTI 空 间。为了找到所有连接皮层地标的纤维,我们通过延长或缩短纤维来使它们到 达灰质皮层[106,144]。然后可以通过判断每根纤维的两个端段是否具有与皮层标 记的交点来轻松地识别连接皮质地标的纤维。358 个 DICCCOL 地标的预测过 程和 5.2.1 节所述相同。

6.2.2 地标的相似性度量

采用短程和长程连接信息来设计两个特征,即在皮质表面的测地线距离和 在地标之间的纤维连接图上的最短路径距离,并且将它们的组合作为多尺度频 谱聚类算法的输入。由于长程的纤维连接可以利用纤维追踪技术追踪,而短程 连接不能通过现有的影像技术而获得,所以必须设法寻找短程连接的替代方法。 在这里,我们利用测地距离[145]测量局部的相似性,并将大脑分割成不同的区 域,即具有较小测地距离的皮层区域一般通过短程连接聚在一起。同时,通过长 程的纤维连接将空间上分离的区域聚合在一起。通过这两个相互作用的特征, 预期可以得到一个合理的脑网络。

在重建的皮质表面上,将任意一对地标之间的测地距离表示为 $G_n(S_i, S_j)$, 即在个体 n 的皮质上,测量从 S_i 到 S_j 的最短测地距离,其中 S_i 是第 i 个地标的 位置。为了减少计算代价,采用了三角网格上测地线路径的近似解算法[145]来 计算皮层表面的 DICCCOL 地标之间的最短距离。图 6-2(b)为从一个地标到 另一个地标的最短测地路径的实例。因为 DICCCOL 地标定位在折皱的皮质表 面,测地距离比欧式距离更合适。为了进一步证明,基于测地距离,我们采用基本的谱聚类算法[19]将所有的地标分为两类，如图 6 - 2(c)所示，所有地标被分为左半部分和右半部分，对应着两个大脑半球，这一结果符合目前的神经解剖学知识。

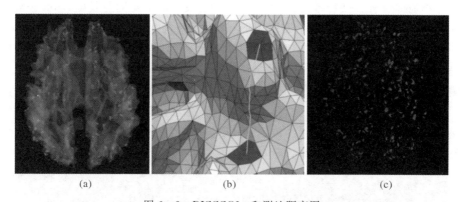

(a)   (b)   (c)

图 6 - 2　DICCCOLs 和测地距离图

(a)358 个 DICCCOLs(红色)；　(b)两个地标之间最短测地距离图(黄色线)；

(c)基于测地距离，通过谱聚类算法得到的 DICCCOLs 的分类(紫色和红色)

　　然而，如果考虑纤维连接和功能集成的话，由测地距离得到的节点分类可能不是最佳的方案。也就是说，把两个被测地距离分为属于两种不同子网络的地标当成一个结点或许更合适，前提是它们有一个强大的纤维连接。此外，之前文献的研究表明，那些用纤维互相连接的脑区域往往有较高的功能连接性[107]。因此，如果同时考虑纤维连接信息，结果将会不同于只用测地距离的结果。

　　因此，我们打算同时将那些有强大的纤维连接的地标聚集到一个子网络。为了实现这一目标，我们首先计算地标点的纤维连接矩阵(纤维连接矩阵表明了地标之间是否有直接的纤维连接)。然后，计算地标之间的最短路径长度并且作为另一项特征来表示节点之间的亲和力。计算公式为

$$P_n(S_i, S_j) = \text{Dijkstra}\left[C_n(S_i, S_j)\right] \tag{6-1}$$

$$C_n(S_i, S_j) = \begin{cases} 1, & \text{当两个地标之间的纤维数量} > \text{thresh 时} \\ 0, & \text{其他} \end{cases} \tag{6-2}$$

　　$C_n(S_i, S_j)$ 是一个二进制的判决。1 表示有一个强有力的直接纤维连接着两个地标，thresh 为纤维数量的阈值。$P_n(S_i, S_j)$ 表示第 n 个主体的地标 S_i 到 S_j 的最短路径长度，这个长度是通过 Dijkstra(迪杰斯特拉)最短路径算法计算 $C_n(S_i, S_j)$ 得出的[146]。一个有直接纤维的连接代表着一个跳跃。例如，如果 $P_n(S_i, S_j) = 1$，就代表着两个节点间有一个直接纤维连接；如果 $P_n(S_i, S_j) = m$，就代表两个节点通过 m 次跳跃直接连接在一起。显然，有较少跳跃次数的纤维

连接的节点更可能归属到同一个子网络,所以它可以用来测量两个地标归属到同一节点的可能性。$P_n(S_i, S_j)$ 的值越小,则越有可能归属到同一节点。例如,图 6-3(a) 所示为那些具有直接或间接纤维连接的节点被归为同一个子网络,即使一些地标没有直接纤维连接,但如果它们有较小的最短路径长度,那么这些地标仍会被归属到同一子网络当中。同时在实际情况中,也会把这些地标聚类到同一簇中。例如,地标 2 和 3 的最短路径长度是 2,地标 6 和 7 的最短路径长度是 3。图 6-3(b) 给出了一个真实的例子:只有一小部分的地标被选作用来聚类测试,并且假设所有地标被分为两类,采用二分法的谱聚类方法来聚类,结果如图所示,即得到了两组地标,形成了两个子网络(红色和绿色)。这些地标的最短路径长度相对较小并且关联性较高。这个简单的例子表明这个测度可以合理地对 DICCCOL 地标进行分组。

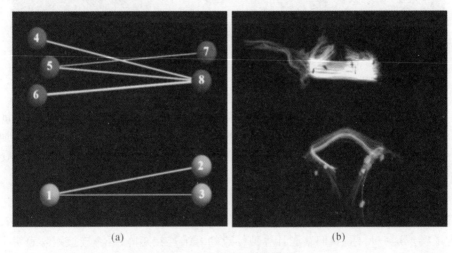

(a)   (b)

图 6-3　两个子网络例子

(a)阐释图,解释地标如何形成子网络; (b)真实案例

(注:两组内部有很强连接性的地标形成两个子网络)

通过把每一个 DICCCOL 地标都当作无向加权图的顶点,并把每一对顶点之间的联系当作边,结合上述两个距离来计算边的权重 $\boldsymbol{W}$,则有

$$
\left.
\begin{aligned}
W_{ij}(\delta) &= \exp\left\{-\frac{\left[\alpha \times G(S_i, S_j) + (1-\alpha) \times P(S_i, S_j)\right]^2}{\delta^2}\right\} \\
G(S_i, S_j) &= \sum_{n=1}^{N} \frac{G_n(S_i, S_j)}{\max\left[G_n(S_i, S_j)\right]}/N \\
P(S_i, S_j) &= \sum_{n=1}^{N} \mathrm{histEq}\left[\frac{P_n(S_i, S_j)}{\max\left[P_n(S_i, S_j)\right]}\right]/N
\end{aligned}
\right\}
\quad (6-3)
$$

其中,δ 为高斯相似性函数的长度尺度,其值越小,结点的邻域越小[17];N 是个体的数量。 为了有效地组合 $G(S_i,S_j)$ 和 $P(S_i,S_j)$,将它们归一化到范围 $[0,$ $1]$。此外,对 $P_n(S_i,S_j)$ 还应进行直方图均衡化(histEq),使得原来集中分布的 P_n 更加均匀地分布。而且,为了保持个体间的相应性,得到组内最优的结果,我们对个体间的测地距离和最短距离长度分别进行平均。这个平均的连接矩阵确保消除个体差异并获得群组内最优结果。 图 6-4 展现了直方图均衡化前、后的结果,可以看到直方图均衡化之后使最短路径长度集中分布的部分被"拉长",从而变得更容易区分和辨认 。α 是短程连接 $[G(S_i,S_j)]$ 和远程连接信息 $[P(S_i,S_j)]$ 的折中系数。这里,已经测验了不同的折中系数(α) 并比较了结果。当 $\alpha = 0.4 \sim 0.65$ 时,子网络的结果更相似。因此选择 $\alpha = 0.5$。

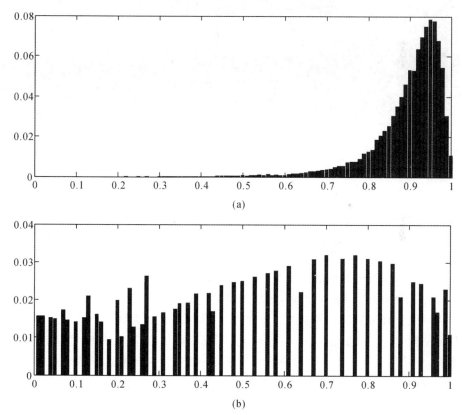

图 6-4 直方图均衡化前、后的结果

(a)归一化的最短路径长度的直方图; (b)为对(a)图进行直方图均衡化后的结果

我们比较了三种测度,即测地距离 $[G(S_i,S_j)]$、最短路径长度 $[P(S_i,S_j)]$ 和它们的结合,比较了它们的聚类结果,即通过 $[P(S_i,S_j)]^2$,$[G(S_i,S_j)]^2$,$[0.5 \times$

$G(S_i, S_j) + 0.5 \times P(S_i, S_j)]^2$ 计算出 $\boldsymbol{W}$。假设采用原始谱聚类算法[19]将所有的地标分为 4 个子网络。图 6-5(a)所示为 4 个节点根据测地距离的划分,图 6-5(b)显示的是四个节点根据最短路径长度的划分。可以发现图 6-5(a)中每一组地标在空间位置上都紧密相连,图 6-5(b)中则不一定。这是因为一个是根据空间位置来聚类,另一个则根据纤维连接来聚类。因此这两个特征对于子网络的形成都起着重要的作用,组合使用它们来划分的结果如图 6-5(c)所示,这就像是图 6-5(a)和(b)的折中。此处就是依此来划分脑网络的。

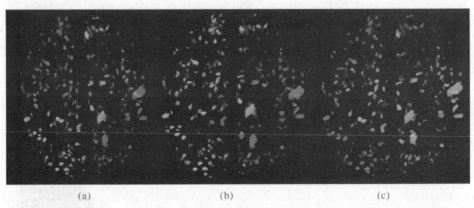

(a)   (b)   (c)

图 6-5 通过$[G(S_i, S_j)]^2$,$[P(S_i, S_j)]^2$ 和$[G(S_i, S_j) + P(S_i, S_j)/2]^2$ 聚类得到的四个子网络

(a)只是通过测地距离$[G(S_i, S_j)]^2$ 来划分; (b)只是通过纤维连接信息$[P(S_i, S_j)]^2$ 来划分;

(c)(a)图和(b)图两个特征的综合结果

(注:不同颜色表示不同的子网络)

6.2.3 多尺度聚类

以相似性图边的权值矩阵 $\boldsymbol{W}(\delta)$ 为谱聚类算法的输入,采用谱聚类算法把这些地标聚类到子网络。通常,传统的谱聚类方法需要指定不同参数,因此聚类结果可能会有一定的不确定性。相比之下,多尺度谱聚类算法[17]可以自动探索数据结构(即学习最优的δ),并推导出合理的聚类数目(K)。从随机游走的观点来看,它总是试图寻求一个合理的图的划分,使得随机游走处于同一个集群,而很少在两个集群中"跳来跳去"。该算法造成了数据点的树形划分,即从大尺度的划分开始,然后递归地分割每一个得到的子树。图 6-6 说明了基本随机游走的谱聚类是如何通过以下公式确定最佳的聚类数目的,即

$$\Delta(M, \delta) = \max_k [\lambda_k^M(\delta) - \lambda_{k+1}^M(\delta)] \tag{6-4}$$

$$K(M, \delta) = \arg \max_k [\lambda_k^M(\delta) - \lambda_{k+1}^M(\delta)] \tag{6-5}$$

其中,λ_k 是第 k 个特征值,λ_k^M 是 λ_k 的 M 次幂。在任意游走 M 步后,$\Delta(M, \delta)$ 越

大,结构越容易被区分。在这里,δ是固定的。所以$\Delta(M,\delta) \approx 0.45$是图6-6中的最大值,并且相对应的$k=2$,也就是划分为2组。

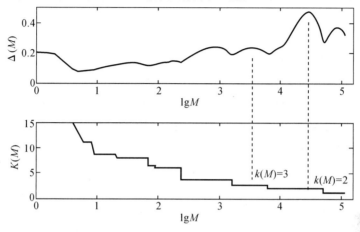

图6-6 基本随机游走的谱聚类方法的阐释

然而,可以通过改变δ同时学习δ和K以寻求最佳组合,这个过程如图6-7所示。用δ定义了数据的内部结构,通过扫描M发现了这种结构,每个δ生成了Δ和K的曲线。对于每个δ,我们确定了具有最高Δ的最显著结构。在所有的δ中,我们选择了最稳定的结构(游走时在同一聚类里呆了最长步数)具体来说,对于(a)～(c)图中δ的每一个值$\delta_1,\delta_2,\delta_3$,选择最大的局部最大$\Delta$值(记为$\Delta^l$)对应的$M^l$,然后从(a)～(c)图中的$M^l$中选取最稳定(使$M_b-M_a$为最大)的$M$,记为$M^*$。其对应的$\delta$记为$\delta^*$,对应的$K$为$K(\delta^*,M^*)$。在图中,$\delta^*=\delta_2$,对应的$K=5$。通过递归地调用算法直到DICCCOL地标无法再被划分,最终得到了一个树结构的划分。本章改进的多尺度谱聚类算法如下:

输入:测地距离矩阵G和最短路径长度P。设置T为一个空树。

输出:一个有向树T,其中叶子节点包含所有地标。

算法:

(1) 根据方程式(6-3)初始化高斯相似度矩阵$W_{ij}(\delta)$,其中

$$\delta = \left[\delta_{\min} : \frac{\delta_{\max}-\delta_{\min}}{\text{size}(G \times P)} : \delta_{\max}\right], \quad \delta_{\min} = \min\left[(G+P)/2\right]$$

$$\delta_{\max} = \max\left[(G+P)/2\right]$$

(2) 从$\delta_{\max}$到$\delta_{\min}$计算每个$\Delta(M,\delta)$和$K(M,\delta)$,对于每一个δ,从$M_0=1$开始计算,直到$K(M_{\max})=1$。

(3) 对于每一个δ,找出$\Delta(M,\delta)$最大的局部最大值$\Delta(M^l,\delta)$,然后在所有的δ中,选择最稳定的划分$[K(M^*,\delta^*)]$,使得稳定系数$\alpha=M_b-M_a$最大,

$\Delta(M_b,\delta)$ 和 $\Delta(M_a,\delta)$ 是 $\Delta(M^l,\delta)$ 紧邻的前、后两个局部最小值。

(4) 调用基本的谱聚类算法,参数为 $W=W(\delta^*)$,$K=K(M^*,\delta^*)$,得到皮层地标的 K 个分组。

(5) 对于每一个分组,递归调用本算法,直到每一分组不能再分为止。定义输出为树 $\boldsymbol{T}$ 的第 k 个孩子。

这里,$\text{size}[(\boldsymbol{G}+\boldsymbol{P})/2]$ 是方形矩阵 $\boldsymbol{G}+\boldsymbol{P}$ 的阶数。同时自动地得到参数 δ 和 K,分别对应于长度尺度的大小和每个尺度上聚类的数目。用 δ 定义了数据的结构,通过扫描 M 来发现这种结构,在优化 δ 和 K 的同时,寻求它们的最佳组合。一般来说,δ 越大,每一类的地标数目和 Δ 就越大,因此,相应的聚类数目 K 就越小。所以,大尺度水平的树节点是通过使用较大 δ 的值得到的。

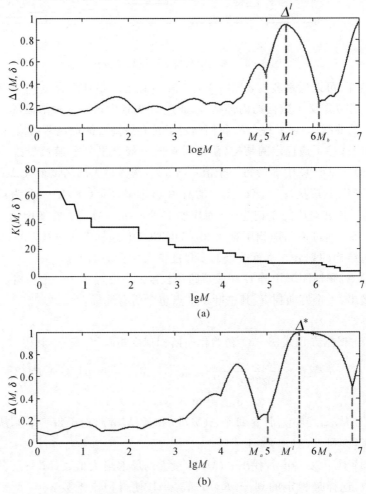

图 6-7　根据 Δ 和 K 曲线自动获得参数 δ 和 K

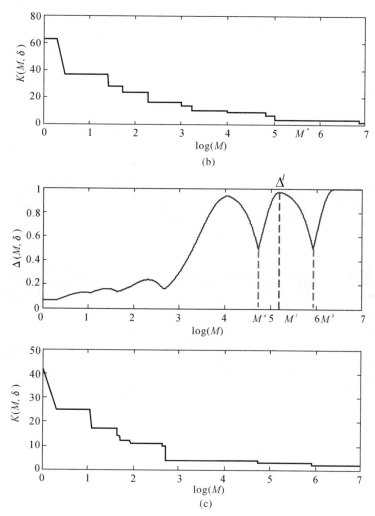

(b)

(c)

续图 6-7　根据 Δ 和 K 曲线自动获得参数 δ 和 K

6.2.4　基于多尺度脑网络鉴别纤维束

基于上述多尺度对应的脑网络,本节旨在鉴别个体间对应的多尺度纤维束。首先,用组序号来标记这些多尺度地标,在尺度 1～5 上分别有 1,4,11,24,和 45 个标签。我们对随机选择的个体执行这一步,而其他个体具有相同的标签,因为这些地标具有内在的对应性。然后,将每个子网络内连接任意两个地标的纤维划分为一组纤维束,这个纤维束被称为骨干纤维束,这是因为它们是由最一致和有代表性的纤维组成的。如图 6-8(a)所示为一个从尺度 2 中取出的例子,图中有四种不同颜色的标签(对每个子网络中的纤维束标以不同的颜色)。从尺度 2 到尺度 5,骨干纤维束的纤维数量大约占全脑纤维的 $1\%\sim13\%$。最后,将传统的纤维聚类问题转化为纤维的分类问题,此处采用最常用的平均最近距离[4-5]用来对剩余的纤维进行归类,结果如图 6-8(b)所示(最后得到的纤维束)。此处用一个启发式的阈值来分类,这个阈值被设置为 4 mm,是通过平均一些已知的人工选择纤维束的距离[13]来确定的。这些一致、共同的地标和多尺度的子网络产生了可靠的骨干纤维束,为之后的纤维分类提供依据。此外,纤维分类步骤不限于使用平均最近的距离,也可以采用其他有效特征。

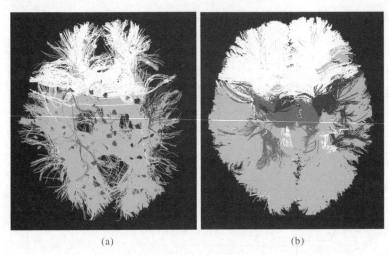

(a)   (b)

图 6-8　鉴别纤维束的步骤

(a)子网络和骨干纤维束(基于多尺度对应子网络的骨干纤维束的鉴别);

(b)最终的纤维束(把剩余的纤维归类到骨干纤维束上,得到最终的纤维束)

6.3　实验结果和讨论

6.3.1　多尺度对应的脑网络

在 DTI 数据集 1 上运行本章方法,得到多尺度一致对应的脑网络。如图 6-9所示,左栏是在每个尺度上构造的脑网络,右栏是它对应的每个子网络。如果从上到下检查,每个子网络在下一个尺度被再次划分,从而形成一个多尺度分层的树结构。为了便于视觉检查,所有的网络和子网络都是 5 个个体结果的叠加,并且每个子网络被分配不同的颜色。在尺度 1~5 层,子网络的数目分别为 1,4,11,24,和 45。可以看到,地标被合理地划分为不同的分组(子网络)。

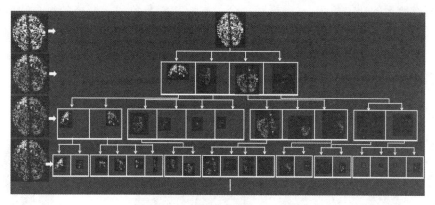

图 6-9　多尺度树形结构的脑网络

（注：从上到下，大脑网络分为子网络，每个子网络在下一层又分为更小的子网络。
同一层的子网络具有不同的颜色，下一个尺度上的每一个新的子网络被指定为一个新的颜色。
从上自下的每个尺度上的子网络的数量分别是 1,4,11,24 和 45。为方便可视化，结果展示了
5 个随机选择的个体的子网络的叠加，由于空间的限制，最后一层尺度上的子网络没有显示）

　　矩阵$(0.5 \times G + 0.5 \times P)$可以被视为子网络内部一致性的测度。在每个子网内计算 $0.5 \times G + 0.5 \times P$，并以此来表示子网内部的一致性。较高的一致性是指在皮质表面同一子网内的地标是接近的（较小的测地距离），并有较少跳数，即从一个地标到另一个地标的纤维连接跳数较少。简言之，更高的一致性意味着更高效的信息处理能力与更低的成本，像一个经济的小世界网络[142]。定量的计算如图 6-10 所示，可见从尺度 1 到尺度 5 的子网络内的一致性越来越强。图 6-10(a)(b)所示为尺度 2 和尺度 3 中的每个子网络的矩阵$(0.5 \times G + 0.5 \times P)$，可看出其一致性越来越高。这也在图 6-10(c)中得到了解释。计算在相同尺度下所有子网的平均值$(0.5 \times G + 0.5 \times P)$。这些不同尺度上的一致性表明，在更高尺度上的大脑网络具有较强的一致性。这是合理的，因为这是由多尺度聚类算法来保证的。

　　这些子网络的意义在于它们可以用来对目前发现的功能或结构的子网络进行交叉验证[147]。具体来说，如图 6-11 所示的查找表，通过它可以找到每个网络包含多少个子网络以及每个子网络包含哪个 DICCCOL 地标。此外，可以通过根据文献[147]中基于 BrainMap 数据库[148]发布的荟萃分析结果，计算子网

内所有地标的功能角色,进而推断每个子网的功能角色。子网络的每个功能角色的占比如图 6-12 所示。可以看到,几乎所有的子网络都参与了一些共同的功能,如执行(2),注意力(11),记忆工作(21)和情感(28)等。现在将对子网和纤维束进行详细的功能分析和验证。

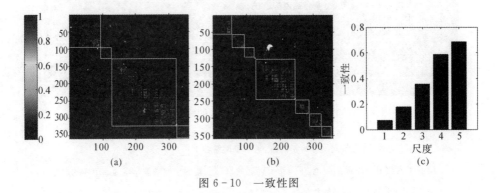

图 6-10　一致性图

(a)尺度 2；　(b)尺度 3；　(c)一致性曲线

(注:(a)图和(b)图为尺度 2 和 3 上的每个子网络的联系强度的矩阵,(c)图为所有尺度的一致性的曲线)

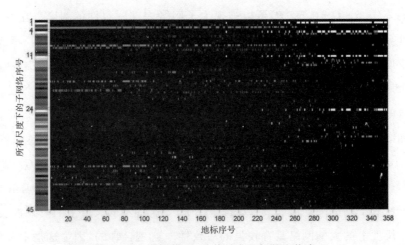

图 6-11　子网络 ID 及其对应地标的查找表

(注:y 轴表示所有尺度的子网 ID。从上到下,这些 ID 分别为 $1,1\sim4,1\sim11,1\sim24,1\sim45$,分别用不同的颜色表示。$x$ 轴给出地标 ID,$1\sim358$。然后,可以找到每个子网络包含在该表中的地标 ID,也就是说,如果对一行从左到右进行检查,所有相应的地标都是用彩色矩形表示。这些颜色与图 6-9 中子网的颜色相对应)

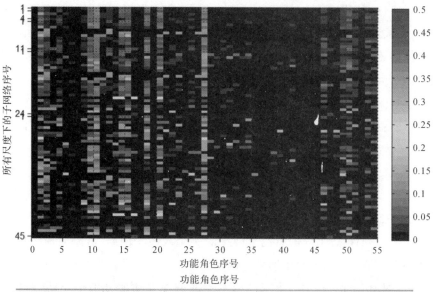

1.Action	2.execution	3. execution speech	4.imagination	5.inhibition
6.motor learning	7.observation	8.preparation	9.rest	10.Cognition
11.attention	12.language	13.orthography	14.phonology	15.semantics
16.language speech	17.syntax	18.memory	19.explicit	20.implicit
21.Memory working	22.music	23.reasoning	24. social cognition	25.soma
26.space	27.time	28.Emotion	29.anger	30.anxiety
31.disgust	32.fear	33.happiness	34.humor	35.sadness
36.Interoception	37.air hunger	38.baroregulation	39.bladder	40.hunger
41.osmoregulation	42.sexuality	43.sleep	44.thermoregulation	45.thirst
46.Perception	47.audition	48.gustationol	49.faction	50.somesthesis
51.pain	52.vision	53.color	54.motion	55.shape

图 6-12 所有子网功能角色的占比

(注:x 轴表示 BrainMap 数据库[148]中使用的 55 个功能行为领域,其在底部列出;y 轴表示子网 ID。右边颜色条显示的是占比)

6.3.2 对大脑多尺度共同网络的解释和验证

此处以尺度 2 的第一个子网为例,我们通过现有的知识验证它及其下层的子网。首先,通过粗略的视觉检查,发现尺度 2 中最左边的子网络(第一个子网络)对应额叶。然后,通过将它们转换到 Talairach 空间来检查其所有的 DICCCOL 地标位置,结果发现 94 个 DICCCOL 地标中不属于额叶的只有 5 个,属于肢体系统的有 3 个(地标 265,309,321),属于顶叶的有 2 个(地标 314,

357)。通过查询图 6-12 所示的功能角色表,我们发现它的前 4 大功能角色是情感(28)、注意力(11)、认知(10)和外显(19),这与前额叶的常识一致,如前扣带和内侧前额皮层在情绪过程中起重要作用[149],而前额叶在注意任务时被激活[150]。

检查图 6-9 中的第 3 层子网络,即最左边的两个分别是灰色和黄色的子网络。可以看到它们的父节点分为左、右两部分。左侧四个功能角色分别为注意力(11)、情感(28)、语义(15)和外显(19),右侧四个功能角色为情感(28)、注意力(11)、认知(10)和外显(19)。对比现有的关于额叶的研究,可知其功能角色是合理的[151-152]。例如,左额叶和语言能力相关(帮助您逻辑思考),而右侧的额叶通常更与情绪相关(有助于创造性思考)。

最后,我们检查上述的黄色子网络的 4 个次级子网络,分别对应于图 6-9 第四层中的第三～第六个子网络。同样,可以通过荟萃分析获得它们的主要功能角色,如图 6-12 所示。第三～第六子网的主要功能分别是外显(19)、情感(28)、注意力(11)和认知(10)。可以看出,它们的父节点的四大功能角色为情感(28)、注意力(11)、认知(10)和外显(19),即被精确地分为四部分,每个部分完全相应于下一层的每个子网首要功能角色。进一步检查第六个子网络,发现它的DICCCOL 地标位置被包含在 45 个 BrainMap 数据库实验中[148]。我们搜索了对应的 fMRI 实验和其相应的行为域,发现其中大多数位于认知和执行语言区域。此外,这一结果与其他关于认知和执行语言功能定位的文献报道一致。例如,在 Brodmann 的区域 32 中[136,153-154],图 6-9 中第四层的第六个子网络的DICCCOL 地标集中在这里。我们也研究了第五个子网络,其主要功能角色为注意力,特别是语言处理任务中的注意,这和之前的报道一致。如文献[155]报道了顶叶及下额叶参与了语言处理任务的注意功能。同时,这些结果也表明,各种皮质区域和网络表现出了强大的功能多样性和异质性[156-159]。也就是说,一个皮层区域可以参与多个功能或任务,一个功能网络可能涉及各种异质神经解剖学区域。

6.3.3　个体脑网络的预测

作为测试,我们使用 DTI 数据集 2 来预测多尺度大脑网络。由于图 6-9 中已经将 358 个 DICCCOL 地标的多尺度对应地划分到分层的脑网络中,同时由于 DICCCOL 地标具有内在的准确的对应关系,并且通过最小化模型数据集与预测对象之间的差异来预测每个新个体的 DICCCOL,所以一旦在新个体中预测到 DICCCOL 地标,可以很容易地以上一节中划分的网络为模型来预测新个体大脑的树结构,即新个体的 DICCCOL 地标按照对应性划分到模型网络中相应的子网络,而无须再进行前面的多尺度聚类过程。图 6-13 所示为来自 9个不同个体的预测脑网络。为了便于比较,将图 6-9 中的原始模型网络放在每一子图的第二列中,第一列显示 9 个叠加的预测脑网络。每个子网的颜色与图6-9 中子网的颜色相同。显然,预测网络与这些模型网络非常相似。为了表示每个模型和预测子网络之间的重叠程度,我们还计算了每个模型中代表性地标之间的欧几里得距离。其中代表性地标选取的是与其他地标具有最小的平均距离的地标。由表 6-1 可以看出,模型与预测子网之间的距离相对较小,特别是在较高尺度上更是如此。这些结果证明了本章多尺度网络构造方法的稳健性,以及 DICCCOL 和多尺度脑网络的可重复性。

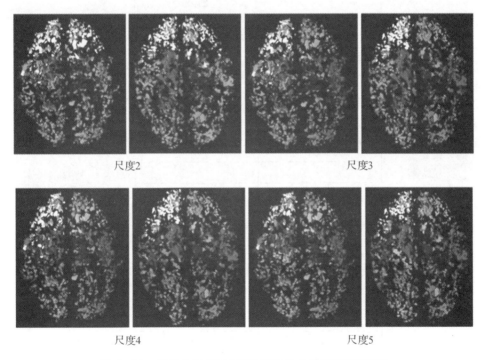

尺度2 尺度3

尺度4 尺度5

图 6-13 来自 9 个不同大脑的预测的多尺度对应脑网络

(注:为了便于目视检查和比较,9 个预测的脑网络在此图中每组的左边,而对应于图 6-9 中最左侧列的原始模型网络显示在此图的右边)

表 6 - 1　每个尺度上模型网络与预测子网络之间的欧氏距离　单位:mm

	子网络序号	欧氏距离	平均距离
尺度 2	1	21.3	19.1
	2	17.2	
	3	22.6	
	4	15.1	
尺度 3	1	22.7	15.5
	2	23.3	
	3	15.8	
	4	9.2	
	5	12.4	
	6	11.3	
	7	21.2	
	8	13.7	
	9	12.6	
	10	15.3	
	11	12.9	
尺度 4	1	21.7	10.6
	2	6.9	
	3	15.0	
	…	…	
	22	3.6	
	23	4.5	
	24	3.8	
尺度 5	1	20.2	9.3
	2	6.4	
	3	6.9	
	…	…	
	43	3.6	
	44	4.5	
	45	3.8	

　　注:计算每个模型网络和预测网络中的代表性地标之间的欧氏距离,以表示每个模型与预测子网络之间的重叠程度。

6.3.4 多尺度纤维束识别的应用

我们基于前文内容得到的多尺度对应脑网络,按照6.2.4节介绍的步骤,对纤维束进行聚类,结果如图6-14所示。用不同的颜色来区分不同的纤维,在不同大脑中的对应纤维束有相同的颜色,并且此纤维束的颜色和相应的子网络中颜色也是相同的。可以看出,多尺度网络能够指导多尺度的纤维束聚类,这些纤维束在更高的尺度上更一致,在下一个尺度上,大纤维束被分成更一致的纤维束。我们计算个体间对应纤维束的平均 Hausdorff 距离并以此作为一种定量的描述[144]。首先,一个代表性纤维被选出来作为 Hausdorff 距离衡量的纤维束中心。然后,在每个尺度上的不同纤维束上,求取个体间代表性纤维的平均距离。平均的 Hausdorff 距离表示个体间对应纤维束的一致性程度,也就是说,其值越小,对应纤维束具有越高的一致性。最后,我们在同一尺度上对所有不同纤维束的 Hausdorff 距离进行平均。结果见表6-2,可以看到,在较高的尺度Hausdorff 距离相对较小,表明了个体间在高尺度上纤维束的对应性越强。

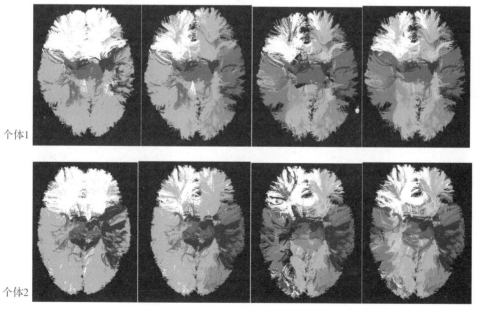

图6-14　在三个随机选择的个体上,基于多尺度脑网络的多尺度纤维束识别

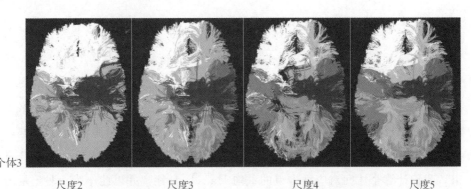

| 尺度2 | 尺度3 | 尺度4 | 尺度5 |

续图 6-14　在三个随机选择的个体上,基于多尺度脑网络的多尺度纤维束识别

(注:不同个体的对应纤维束有同样的颜色,此颜色与对应子网络的颜色相同)

表 6-2　多个尺度下个体间对应纤维束的平均的 Hausdorff 距离　　单位:mm

	尺度 2	尺度 3	尺度 4	尺度 5
纤维束 ID	1:15.23	1:12.23	1:12.23	1:12.23
	2:7.18	2:10.21	2:3.58	2:3.58
	3:18.48	3:7.18	3:4.78	3:4.78
	4:8.45	4:10.23	4:10.47	4:7.34
		5:6.32	5:3.45	5:6.85
		6:7.29	6:5.57	6:3.45
		7:6.48	7:5.32	7:5.57
			8:6.29	8:5.32
			9:7.34	9:6.29
			10:2.37	10:3.30
				11:4.53
				12:2.37
平均值	12.34	8.56	6.14	5.47

注:例如,第一个值 1:15.23 表示尺度 2 下的个体间的 1 号纤维束的平均的 Hausdorff 距离为15.23 mm。

此外,图 6-15 所示为多尺度划分的纤维束和每个纤维束对应的功能角色。可以看出,下一尺度的纤维束具有比前一尺度纤维束更稳定的形状。这也表明,子网络和相应的纤维束在更高规模上更一致。另外,根据纤维束和子网之间的关系,我们根据图6-12提供的信息对每个纤维束进行功能标注,并将其前三个主要功能角色标记在光纤束下方。例如,整个大脑的3主要功能是注意(11)、情感(28)和执行(2),图中右下角的最后一个纤维束具有(3)、(16)和(1)功能。未来,将这些信息用于基于纤维束的分析将是非常有趣的[5-6]。

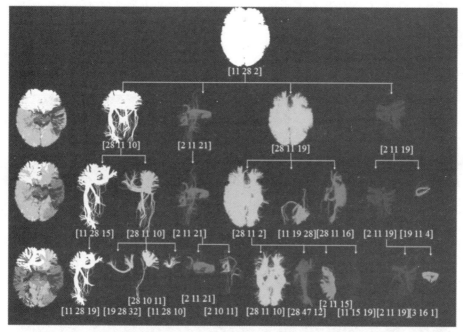

图6-15 来自一个随机选择的受试者的多尺度纤维束以及其前三大功能角色

(注:从上到下,每个纤维束在下一个尺度被分成几束。通过图6-11中55个网络的索引,在每个纤维束下方标记出了前三大功能角色)

6.3.5 在精神分裂症数据集上的应用

关于精神分裂症(SZ)的各种脑成像研究[124-126]着重于探索体积、形状和纤维完整性的差异,而且各个文献报道的结果非常不一致[127]。在这里,我们将上述方法应用到数据集3,首先预测了SZ组和对照组的多尺度大脑网络。然后基于这些多尺度网络,将所有大脑纤维划分为纤维束。最后,比较了SZ患者和正常对照组纤维束的分数各向异性情况(FA)和平均扩散率(MD)。图6-16所示为SZ组和对照组预测的多尺度网络,其相应颜色与之前相同。我们分别从每个组中随机选择一个受试者,以显示所得到的纤维束(见图6-17)。可以看到,预测的多尺度网络和纤维束与原来的大脑网络和纤维束基本一致。该结果表明,基于 DICCCOL 的方法可靠、一致并重复地识别了新大脑的多尺度脑网络和纤维束。为了进行定量比较,我们仅在所有受试者的多尺度共同的纤维束上计算 FA 和 MD 值,并进行双尾 t 检验。可以发现,SZ 组与对照组之间无统计学差异。虽然现有的更多报道称精神分裂症患者 FA 值降低,而实际上没有关于 SZ 的压倒性观点,这些报告关于 FA 值变化的区域和方向非常不一致。例如,流行的观点是左额叶和左颞叶的 FA 值降低[160],但仍有相当多的研究人员发现,在这两个区域和其他区域没有发生 FA 值变化[125-126]。我们的结果属于后者。

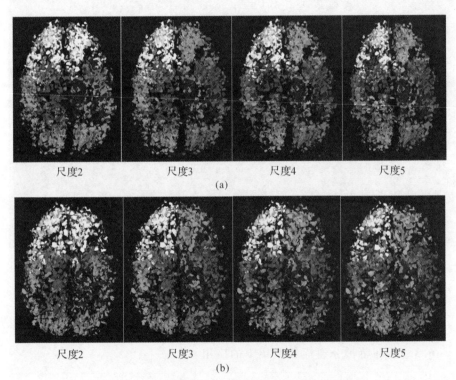

尺度2　　　　尺度3　　　　尺度4　　　　尺度5

(a)

尺度2　　　　尺度3　　　　尺度4　　　　尺度5

(b)

图 6-16　预测的 SZ 组和对照组的多尺度对应脑网络

(a)预测的对照组的多尺度网络;　(b)预测的 SZ 组的多尺度网络

应该指出的是,虽然 SZ 组和对照组在共同的 DICCCOL 及其导出的多尺度对应网络、其纤维束测量方面没有显示出结构连通性差异,但不能排除在 DICCCOL 未涵盖的区域仍存在结构连通性差异的可能性。结点 ROI 和脑网络的各种定义(例如文献[124~127]和文献[161])可能是导致这些不一致的研究结果的原因。

因此,关键是要有一个能够比较的基础,可以对不同的研究结果进行公平、统一的比较。DICCCOL 系统[10]和本章的工作是在这个方向上的初步尝试。

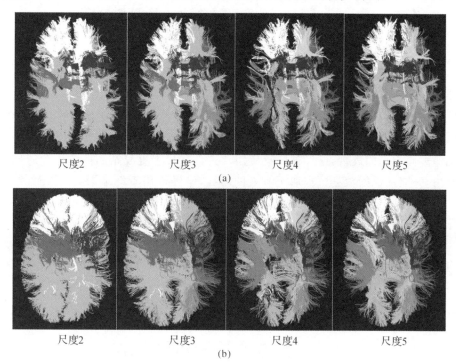

尺度2　　　　尺度3　　　　尺度4　　　　尺度5

(a)

尺度2　　　　尺度3　　　　尺度4　　　　尺度5

(b)

图 6-17　SZ 组和对照组的预测纤维束

(a)从对照组中随机挑选的一个个体的纤维束;　(b)从 SZ 组中随机挑选的一个个体的纤维束

6.4　小　　　结

本章提出了多尺度的自动纤维聚类方法,由其聚类出的纤维束具有个体间的对应性。本章方法的优点不仅在于它是一个多尺度、能够鉴别对应纤维束的方法,而且一旦形成一个优化的、多尺度的大脑网络模板,其组间聚类的结果便能够作为模板对新的大脑进行纤维束预测,减少了时间复杂度。实验结果表明由此方法能够获得组间一致的纤维束,我们对新的大脑数据进行预测,得到的纤维束和模板数据的纤维束在大部分尺度下具有较高的匹配指数。更重要的是,它和 DICCCOL 地标角色的结合使得我们可以鉴别每一纤维束的解剖和功能角色。

将来,我们计划用本章方法及其得到的多尺度纤维束进行脑部疾病(如阿尔茨海默氏症和自闭症)的相关分析。而且,得到的多尺度脑网络可用于许多复杂网络的分析,如对脑网络的交互作用和动力学分析。

第七章
Task‑fMRI 引导的深度纤维聚类

由于 Task‑fMRI 数据具有明确的任务设计,因此用它来进行纤维聚类可期望获得明确功能意义上的纤维束。目前,深度学习算法由于其在图像语音识别等方面突出的表现,已经被广泛应用。它具有代表更复杂和抽象概念的显著能力,并能从原始数据中提取更有效的特征,已经被用于纤维聚类。然而,据我们所知,他们中的大多数都需要训练标签或人工干预[162-163],这更像是纤维分类。

因此,在本章中,我们从 Task‑fMRI 数据集中挖掘功能信息,并将其与源自 DTI 数据的结构信息相结合,通过具有嵌入式聚类的卷积自动编码器自动执行纤维聚类。实验结果表明,本方法可以将整个大脑的纤维聚类成功能和结构上有意义的纤维束。

7.1　基本思路及处理流程

如图 7‑1 所示,本章方法的计算框架包括以下步骤:首先,预处理 DTI 和 Task‑fMRI 数据,获得整个大脑的纤维和皮质表面。其次,为了执行具有功能意义的纤维聚类,将预处理数据配准到个体 DTI 空间之后,在纤维上提取轨迹上各点的平均 task‑fMRI 信号来表示纤维。最后,将具有任务功能信号的纤维输入具有嵌入式聚类(CAEEC)模型的卷积自动编码器以生成聚类的纤维束。此外,结构信息还用于联合优化聚类结果,最终通过将纤维束叠加在皮质表面和任务激活的功能网络上进行可视化和验证。

7.2　详细的处理过程

7.2.1　材料及预处理

实验采用 HCP Q1 数据集的 task‑fMRI 和 DTI 数据。动作类型包括向参与者呈现视觉提示,要求他们轻敲他们的左手指或右手指,挤压他们的左脚趾或右脚趾,或移动他们的舌头。每个运动类型持续 12 s(10 次运动)(前面有 3 s 的视觉提示)。采用具有 32 个通道的头部线圈在 3 T Siemens Skyra 上获得全脑的 EPI 采集,TR＝720 ms,TE＝33.1 ms,波长角＝52°,BW＝2290 Hz/Px,FOV＝208 mm×180 mm,72 个切片,每切片厚 2.0 mm,总任务时间为 284 TRs。DTI 数据的参数为:扫描图像矩阵大小为 144 mm×168 mm×110 mm,空间分辨率为 1.25 mm×1.25 mm×1.25 mm,TR＝5 520 ms,TE＝89.5 ms,90 个 DWI 梯度方向和 6 个 B0 图像。

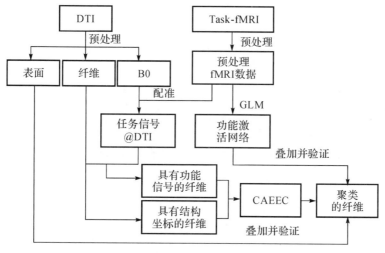

图 7-1　流程框图

对原始的 Task-fMRI 数据的预处理包括脑颅骨去除、运动校正、空间平滑、时间预白化、切片时间校正和全局漂移去除。使用 FSL 软件对原始的 DTI 数据进行预处理,这包括脑颅骨去除、运动校正、涡流校正、组织分割和表面重建。更多细节参考文献[164]。为了在纤维上提取与任务相关的功能信号,将 Task-fMRI 数据通过 FSL FLIRT 配准到其对应的个体 DTI 空间。然后,使用纤维轨迹点上的平均功能信号来表示纤维。图 7-2 所示为两个空间上相邻纤维和非相邻纤维的平均功能信号。可以看出,相邻纤维具有相似的平均信号,而不相邻纤维的平均信号差别较大,这是合理的。为了验证 Task-fMRI 引导的纤维聚类结果,我们使用 GLM[165]来检测任务激活的功能网络,然后将激活的功能网络体图映射到由 DTI 数据重构的皮质表面,得到激活的表面图,最后通过将纤维束叠加在激活的表面图上来检查这些任务相关的纤维束是否与激活区域重叠。

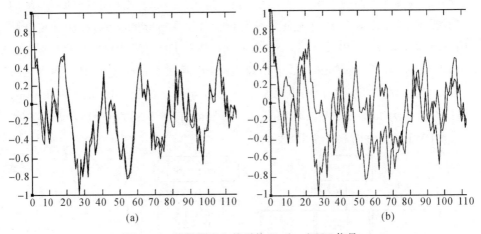

图 7-2　纤维轨迹上的平均 Task-fMRI 信号

(a)两条相邻纤维上的平均信号；　(b)两条非相邻纤维上的平均信号

7.2.2　嵌入聚类的深度卷积自动编码器(CAEEC)

自动编码器是一种无监督的神经网络模型,主要由编码器和解码器组成。它可以学习输入数据的潜在特征,此过程称为编码。同时它学习到的潜在特征可以用于原始输入信号的重构,此过程称为解码。卷积自动编码器用卷积层替换自动编码器中的完全连接层,如图 7-3 的直角虚线框所示,这可更有效地从输入数据中提取局部和移位不变的特征。对它的训练只需要原始数据,不需要预先提取特征来计算输入样本之间的相似度矩阵,更适合没有标签的纤维聚类。在这里,我们采用了一个新的卷积自动编码器,它带有嵌入的聚类层[166-167]。神经网络的学习过程对纤维信号的重构损失和纤维的聚类损失进行联合优化,联合优化使学习到的特征同时用于重构和聚类。

嵌入聚类(CAEEC)的卷积自动编码器如图 7-3 所示。卷积自动编码器主要由编码器和解码器组成。编码器的主要功能是提取纤维的特征,它由三个卷积层和一个展开(flatten)层组成。卷积层用于提取纤维数据的分层特征,flatten 层将最后一层卷积层中的所有特征展平以形成一维向量。接着是嵌入层,它用来压缩展开层提取到的特征。解码器再连接到嵌入层之后,解码器包含和编码器相反顺序的层次,并以反卷积层来替代卷积层,它将潜在特征作为输入并重构出尽可能与原始数据相似的数据。同时聚类层也连接到嵌入层之后。嵌入层包含了用于之后聚类的潜在特征。这里使用一维(1D)卷积,是因为输入样本是来自纤维的 1D fMRI 信号。

纤维聚类模型通过两阶段训练过程学习原始数据和聚类纤维的特征表示。在第一阶段,卷积自动编码器用重构损失进行训练,以提取纤维面向重构的特征。在第二阶段,采用 K - Means 对得到的特征向量进行聚类,得到的聚类中心用于初始化聚类层权重μ_j,然后利用 CAEEC 的重构损失、聚类损失和稀疏正则化项组成的联合损失函数来微调 CAEEC,更新各种权重,并得到聚类的纤维束。

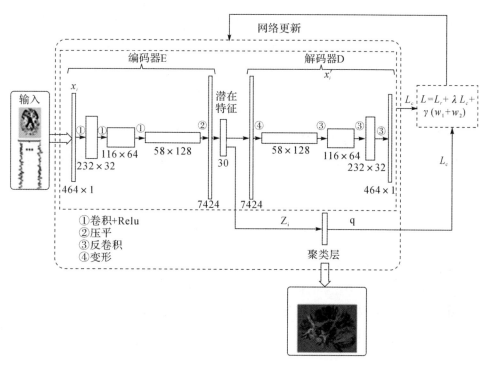

图 7 - 3   嵌入聚类的卷积自动编码器(CAEEC)

在预训练阶段,卷积自动编码器通过最小化重构损失来学习原始数据的特征。重构损失定义如下:

$$L_r = \frac{1}{n} \sum_{i=1}^{n} \| D[E(x_i)] - x_i \|^2 \tag{7-1}$$

其中,E 和 D 分别是编码器和解码器。E 和 D 分别表示从原始数据到特征空间的非线性映射$[z_i = E(x_i)]$和从特征空间到重构数据的映射$[x_i' = D(z_i)]$。经过这两个变换之后,x 变为重构后的 x',重构损失表示为它们的均方误差。原始数据的有效重构表达应使重构损失尽可能小。在微调阶段,连接到自动编码器嵌入层的聚类层对整个网络进行再次调整,我们选择 K-means 聚类作为该层中的聚类方法。聚类层将输入样本的潜在特征转换为软标签,即

$$q_{ij} = \frac{(1 + \|z_i - \mu_j\|^2)^{-1}}{\sum_j (1 + \|z_i - \mu_j\|^2)^{-1}} \tag{7-2}$$

q_{ij} 表示样本 i 属于集群 j 的概率。其中 z_i 是特征数据,是第 j 个聚类中心;q_{ij} 是数据点和中心之间的归一化相似性度量,可以看作是一种软标签。随后,一种更严格的概率(被称为辅助分布 P)迫使软标签更接近于 0 和 1,这样就可以高置信度分配数据点并防止大群集扭曲潜在的特征空间[168]。定义聚类损失为软标签分布和辅助分布之间的 KL 散度(Kullback-Leibler divergence),即

$$p_{ij} = \frac{q_{ij}^2 / \sum_i q_{ij}}{\sum_j (q_{ij}^2 / \sum_i q_{ij})} \tag{7-3}$$

$$L_c = KL(P \| Q = \sum_i \sum_j p_{ij} \log \frac{p_{ij}}{q_{ij}} \tag{7-4}$$

其中,KL 散度用来衡量两种不同分布之间的差异。通过将其最小化,辅助分布可以尽可能接近聚类的输出分布。最后,整体损失函数是重构损失和聚类损失的加权和,即

$$L = (1 - \lambda)L_r + \lambda L_c + \gamma(\|w_1\|_1 + \|w_2\|_1) \tag{7-5}$$

它用于微调网络直到满足收敛标准并实现聚类。其中 $0 < \lambda < 1$,是控制面向重构和面向聚类的特征学习之间的折中系数;$\gamma(\|w_1\| + \|w_2\|)$ 为 L_1 正则化项,此正则化项会导致 w_1 和 w_2 的稀疏解,w_1 和 w_2 分别为 Flatten 层与嵌入层之间的连接矩阵和与其对称的连接矩阵,γ 越大,w_1 和 w_2 越稀疏。稀疏特性符合大脑神经网络内在的连接机制。

7.3　实验结果及讨论

我们应用上述 CAEEC 模型对来自 HCP Q1 数据集的 Task-fMRI 和 DTI 数据进行纤维聚类[164]。批量大小为 256,CAEEC 使用学习率=0.01 且动量=0.9 的 Adam 进行 100 次的预训练。第二阶段的训练微调参数 $\lambda = 0.1$,$\gamma = 0.000\,01$,收敛阈值取 0.001,将纤维束的数量设置为 30,将嵌入空间的维度设置为等于纤维束的数量[167]。首先,只利用功能信息(这些信息是每根纤维上的平均任务 fMRI 信号)对纤维进行聚类,并验证学习特征和产生的纤维束,其过程如 3.1 节和 3.2 节所述。然后将结构信息组合到输入向量中,并验证组合信息是否更加有效,其过程如 3.3 节所述。

7.3.1 学习到的特征与任务设计曲线的比较

在完成 CAEEC 模型的整个训练过程后,我们提取了训练得到的第三个卷积层的特征。其中每个纤维有 128 个一维向量特征。为了验证这些特征,我们期望某些特征与动作任务设计曲线类似。因此通过计算 Pearson 相关系数挑选出了这些特征,如图 7 - 4 所示。灰色曲线是学习到的与任务相关的特征,由于在 CAEEC 中没有池化运算符,因此这些特征可以被简单地采样以具有与原始信号相同的时间长度。黑色曲线是任务设计曲线,它是使用 FSL 工具箱的血流动力学响应函数(HRF)与六个任务刺激曲线卷积的结果,用以补偿原始输入刺激和输出血液动力学响应之间的差异。可以看到,学习到的特征与任务设计曲线非常相似。为进行定量测量,我们给出了学到的特征和原始任务设计曲线之间的 Pearson 相关性,根据图 7 -4,它们的值分别为 0.657 5, 0.877 4, 0.883 2, 0.889 2, 0.900 8 和 0.889 1。这些结果表明,我们的 CAEEC 模型可以有效地提取纤维上功能信息的内在特征。

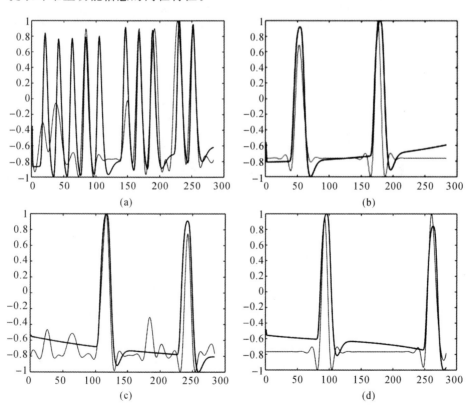

图 7 - 4　学习到的任务相关特征(灰色曲线)和任务设计曲线(黑色曲线)的比较

(a)视觉提示任务曲线;　(b)左手指任务曲线;　(c)左脚趾任务曲线;　(d)右手指任务曲线

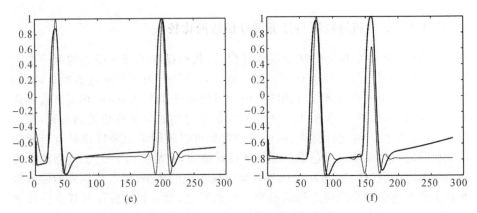

(e)   (f)

续图 7-4　学习到的任务相关特征(灰色曲线)和任务设计曲线(黑色曲线)的比较

(e)右脚趾任务曲线；　(f)舌动任务曲线

7.3.2　基于功能信息的纤维聚类

　　每个大脑大约有 160 000 条纤维轨迹,我们用平均 Task-fMRI 信号表示每个纤维。这些信号是 1D 时间序列,共有 284 个时间点,如图 7-3 所示。然后将它们送入 CAEEC 模型,得到 30 个聚类纤维束,如图 7-5(a)所示。为了便于可视化,此处显示每个纤维束内的 100 根纤维。可以看到每个纤维束内的纤维表现出比较一致的位置和形状,这表明使用功能信息可以推断出具有一致结构特征的纤维束,而且,这些纤维束应该具有功能意义。因此我们将它们叠加在与任务相关的激活网络上,这些网络用 GLM[165] 方法识别并映射到皮质表面,如图 7-6(a)所示。用橙色绘制表面的任务激活区域,可以发现纤维束(蓝色)穿透任务相关区域,这表明纤维束具有相应的功能意义。例如,具有 U 形状的纤维束与视觉区域重叠,可以推测它是视觉相关的纤维束。我们还发现它们之间仍然存在一些不重叠的部分,这是因为 GLM 方法需要设置阈值来显示任务引发的网络,这可能导致非重叠发生。

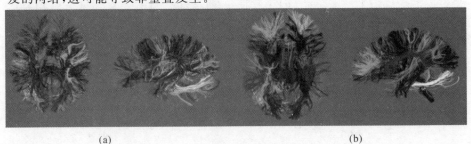

(a)   (b)

图 7-5　聚类得到的纤维束

(a)按功能信息聚类的纤维束；　(b)按功能和结构信息聚类的纤维束

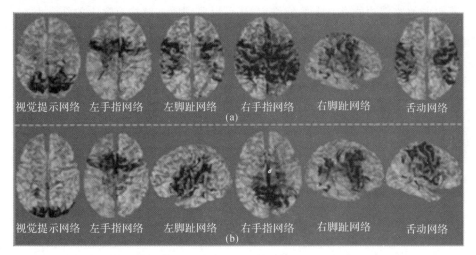

视觉提示网络　左手指网络　左脚趾网络　右手指网络　右脚趾网络　舌动网络

(a)

视觉提示网络　左手指网络　左脚趾网络　右手指网络　右脚趾网络　舌动网络

(b)

图7-6　聚类得到的纤维束和使用GLM鉴定的激活皮质表面之间的叠加比较

(a)根据功能信息聚类得到的纤维束；　(b)根据功能和结构的综合信息得到的纤维束

(注:为了便于观察验证,它们都叠加在激活的皮质表面上)

7.3.3　基于功能和结构信息的纤维聚类

为了进一步改善纤维聚类的结果,我们将结构信息结合输入到CAEEC中,并推断出更一致的纤维束。具体来说,我们为每个纤维轨迹采样30个点,并根据x,y,z轴的顺序将30个点的坐标值连接到1D功能输入,因此得到一个组合输入,其尺寸为374(284＋90)。使用相同的CAEEC模型,我们得到了聚类的纤维束,如图7-5(b)所示。通过与图7-5(a)进行比较,我们发现组合信息中的纤维束在结构方面表现出更加一致的形状,这是因为我们将结构信息添加到模型输入中。我们还通过将其叠加在任务激活网络上来验证这些纤维束,结果如图7-6(b)所示。可以看到,与仅使用功能信息得到的纤维束相比,这些纤维束具有更一致的形状并且与任务诱发区域重叠得更精确。我们发现对应于左脚趾网络的纤维束仅存在于图7-6(b)中的一个半球中,但图7-6(a)中左脚趾相关的纤维束存在于左半球和右半球中。实际上,当增加激活网络的阈值时,前者更符合事实,即左脚趾网络应主要存在于一个半球。我们还发现舌动与相关的纤维束应该存在于两个半球中,但是组合的信息得到了两种不同的纤维束,即与7-5(a)中与舌动相关的纤维束看起来分散在两个半球上但实际上属于一个束,但是7-5(b)中的纤维束仅存在于一个半球。由于结构信息被合并到输入中,我们同时得到了一些解剖学意义的纤维束[13],如图7-7所示。这表明本章方法不仅能够鉴别功能意义上的纤维束,还可以鉴别解剖结构意义上的纤维束。

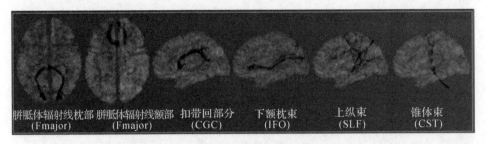

胼胝体辐射线枕部 胼胝体辐射线额部　扣带回部分　　下额枕束　　　上纵束　　　锥体束
　(Fmajor)　　　　　(Fmajor)　　　　(CGC)　　　　(IFO)　　　(SLF)　　　(CST)

图 7 - 7　聚集的纤维束对应于解剖学纤维束

7.4　小　　结

在本章中,我们使用任务功能信息定义了纤维束,即属于同一束的纤维应具有相似的功能,并设计了嵌入式聚类的卷积自动编码器,探索面向重构和聚类的特征。因此,我们得到了具有明确功能意义的纤维束,并用原始任务设计曲线验证了这些特征。此外,我们将功能和结构信息结合起来,以增强纤维聚类结果,并同时得到功能和结构意义上的纤维束。

参 考 文 献

[1] BASSER P J, MATTIELLO J, LEBIHAN D. Estimation of the effective self-diffusion tensor from the NMR spin echo[J]. J Magn Reson B, 1994, 103(3):247-254.

[2] MORI S, VAN ZIJL P C. Fiber tracking:principles and strategies——a technical review[J]. NMR Biomed, 2002, 15(7-8):468-480.

[3] BRUN A, KNUTSSON H, PARK H J, et al. Clustering Fiber Traces Using Normalized Cuts[J]. Medical Image Computing and Computer-Assisted Intervention——MICCAI, 2004, 3216:368-375.

[4] COROUGE I, GOUTTARD S, GERIG G. Towards a shape model of white matter fiber bundles using diffusion tensor MRI[C]// 2rd IEEE, International Symposium on Biomedical Imaging:from Macro to Nano (ISBI). Arlington:IEEE, 2004, 1:344-347.

[5] GERIG G, GOUTTARD S, COROUGE I. Analysis of brain white matter via fiber tract modeling[J]. Conf Proc IEEE Eng Med Biol Soc, 2004, 6:4421-4424.

[6] MADDAH M, GRIMSON W E L, WARFIELD S K. Statistical Modeling and EM Clustering of White Matter Fiber Tracts[C]// 3rd IEEE International Symposium on Biomedical Imaging:from Macro to Nano(ISBI). Arlington:IEEE, 2006:53-56.

[7] O'DONNELL L J, WESTIN C F. Automatic tractography segmentation using a high-dimensional white matter atlas[J]. IEEE Transactions on Medical Imaging, 2007, 26(11):1562-1575.

[8] SPORNS O, TONONI G, KOTTER R. The human connectome:A structural description of the human brain[J]. PLoS Comput Biol, 2005, 1(4):42.

[9] BULLMORE E, SPORNS O. Complex brain networks:graph theoretical analysis of structural and functional systems[J]. Nat Rev Neurosci, 2009, 10(3):186-98.

[10] ZHU D, LI K, GUO L, et al. DICCCOL:dense individualized and common connectivity-based cortical landmarks[J]. Cereb Cortex,

2013，23(4):786 - 800.

[11] MADDAH M, GRIMSON W E, WARFIELD S K, et al. A unified framework for clustering and quantitative analysis of white matter fiber tracts[J]. Med Image Anal, 2008, 12(2):191 - 202.

[12] XIA Y, TURKEN U, WHITFIELD - GABRIELI S L, et al. Knowledge - based classification of neuronal fibers in entire brain[C]// Med Image Comput Comput Assist Interv. Palm Springs: MICCAI Society, 2005: 205 - 212.

[13] WAKANA S, CAPRIHAN A, PANZENBOECK M M, et al. Reproducibility of quantitative tractography methods applied to cerebral white matter[J]. Neuroimage, 2007, 36(3):630 - 644.

[14] BRODMANN K. Vergleichende Lokalisationslehre der Grosshirnrinde [M]. Leipzig:Johann Ambrosius Bart, 1909.

[15] TZOURIO - MAZOYER N, LANDEAU B, PAPATHANASSIOU D, et al. Automated anatomical labeling of activations in SPM using a macroscopic anatomical parcellation of the MNI MRI single - subject brain[J]. Neuroimage, 2002, 15(1):273 - 289.

[16] LANCASTER J L, WOLDORFF M G, PARSONS L M, et al. Automated Talairach atlas labels for functional brain mapping[J]. Human brain mapping, 2000, 10(3):120 - 131.

[17] AZRAN A, GHAHRAMANI Z. Spectral methods for automatic multiscale data clustering[C]// Computer Vision and Pattern Recognition. New York: IEEE, 2006:190 - 197.

[18] NG A Y, JORDAN M I, WEISS Y. On spectral Clustering:Analysis and an Algorithm[J]. Advances in Neural Information Processing Systems, 2002, 2(14):849 - 856.

[19] VON LUXBURG U. A tutorial on spectral clustering[J]. Statistics and Computing, 2007, 17(4):395 - 416.

[20] DEFAYS D. An efficient algorithm for a complete link method[J]. The Computer Journal, 1977, 20(4):364 - 366.

[21] SIBSON R. SLINK:an optimally efficient algorithm for the single - link cluster method[J]. The Computer Journal, 1973, 16(1):30 - 34.

[22] COROUGE I, FLETCHER P T, JOSHI S, et al. Fiber tract - oriented statistics for quantitative diffusion tensor MRI analysis[J]. Medical

image analysis, 2006, 10(5):786 - 798.

[23] EL KOUBY V, COINTEPAS Y, POUPON C, et al. MR diffusion - based inference of a fiber bundle model from a population of subjects [C]// Med Image Comput Assist Interv. Palm Spring: MICCAI Scoclety, 2005, 8(Pt 1):196 - 204.

[24] FREY B J, DUECK D. Clustering by passing messages between data points[J]. Science, 2007, 315(5814):972 - 976.

[25] MOBERTS B, VILANOVA A, VAN WIJK J J. Evaluation of fiber clustering methods for diffusion tensor imaging[C]//IEEE Visulization. Minneapolis:IEEE, 2005:65 - 72.

[26] SHEN D, DAVATZIKOS C. HAMMER: hierarchical attribute matching mechanism for elastic registration [J]. IEEE Transactions on Medical Imaging, 2002, 21(11):1421 - 1439.

[27] FISCHL B, SALAT D H, BUSA E, et al. Whole brain segmentation: automated labeling of neuroanatomical structures in the human brain [J]. Neuron, 2002, 33(3):341 - 355.

[28] FISCHL B, SERENO M I, DALE A M. Cortical surface - based analysis[J]. Neuroimage, 1999, 9(2):195 - 207.

[29] FISCHL B, VAN DER KOUWE A, DESTRIEUX C, et al. Automatically parcellating the human cerebral cortex[J]. Cerebral Cortex, 2004, 14(1):11 - 22.

[30] LIU T, SHEN D, DAVATZIKOS C. Deformable registration of cortical structures via hybrid volumetric and surface warping[J]. Neuroimage, 2004, 22(4):1790 - 1801.

[31] SANDOR S, LEAHY R. Surface - based labeling of cortical anatomy using a deformable atlas[J]. IEEE Transactions on Medical Imaging, 1997, 16(1):41 - 54.

[32] MANGIN J F, RIVIERE D, COULON O, et al. Coordinate - based versus structural approaches to brain image analysis[J]. Artificial Intelligence in Medicine, 2004, 30(2):177 - 197.

[33] BLOCH F, HANSEN W, PACKARD M. Nuclear induction[J]. Physical review, 1946, 70(7 - 8):460 - 474.

[34] PURCELL E M, TORREY H, POUND R V. Resonance absorption by nuclear magnetic moments in a solid[J]. Physical review, 1946, 69(1 -

2):37.

[35] EDELMAN R R, WARACH S. Magnetic resonance imaging[J]. New England Journal of Medicine, 1993, 328(10):708 - 716.

[36] 田捷, 包尚联, 周明全. 医学影像处理与分析[M]. 北京:电子工业出版社, 2003.

[37] PIERPAOLI C, JEZZARD P, BASSER P J, et al. Diffusion tensor MR imaging of the human brain[J]. Radiology, 1996, 201(3):637 - 648.

[38] CONTURO T E, LORI N F, CULL T S, et al. Tracking neuronal fiber pathways in the living human brain[J]. Proceedings of the National Academy of Sciences, 1999, 96(18):10422 - 10427.

[39] STIELTJES B, KAUFMANN W E, VAN ZIJL P, et al. Diffusion tensor imaging and axonal tracking in the human brainstem[J]. Neuroimage, 2001, 14(3):723 - 735.

[40] TUCH D S, REESE T G, WIEGELL M R, et al. High angular resolution diffusion imaging reveals intravoxel white matter fiber heterogeneity[J]. Magnetic Resonance in Medicine, 2002, 48(4):577 - 582.

[41] HAHN E L. Spin echoes[J]. Physical review, 1950, 80(4):580.

[42] STEJSKAL E O, TANNER J. Spin diffusion measurements: Spin echoes in the presence of a time - dependent field gradient[J]. The journal of chemical physics, 1965, 42:288.

[43] LE BIHAN D, BRETON E, LALLEMAND D, et al. MR imaging of intravoxel incoherent motions:application to diffusion and perfusion in neurologic disorders[J]. Radiology, 1986, 161(2):401.

[44] BASSER P J, MATTIELLO J, LEBIHAN D. MR diffusion tensor spectroscopy and imaging[J]. Biophysical journal, 1994, 66(1):259 - 267.

[45] JONES D K. The effect of gradient sampling schemes on measures derived from diffusion tensor MRI:A Monte Carlo study[J]. Magnetic Resonance in Medicine, 2004, 51(4):807 - 815.

[46] MATTIELLO J, BASSER P J, LE BIHAN D. The b matrix in diffusion tensor echo - planar imaging[J]. Magnetic Resonance in Medicine, 2005, 37(2):292 - 300.

[47] MATTIELLO J, BASSER P J, LEBIHAN D. Analytical expressions for the b matrix in NMR diffusion imaging and spectroscopy[J].

Journal of Magnetic Resonance Series A, 1994, 108:131 - 131.

[48] LE BIHAN D, MANGIN J F, POUPON C, et al. Diffusion tensor imaging:concepts and applications[J]. J Magn Reson Imaging, 2001, 13(4):534 - 546.

[49] PAJEVIC S, PIERPAOLI C. Color schemes to represent the orientation of anisotropic tissues from diffusion tensor data: application to white matter fiber tract mapping in the human brain [J]. Magnetic Resonance in Medicine, 1999, 42(3):526 - 540.

[50] WESTIN C F, MAIER S E, MAMATA H, et al. Processing and visualization for diffusion tensor MRI[J]. Med Image Anal, 2002, 6 (2):93 - 108.

[51] SMITH S M. Fast robust automated brain extraction[J]. Human brain mapping, 2002, 17(3):143 - 155.

[52] LIU T, LI H, WONG K, et al. Brain tissue segmentation based on DTI data[J]. Neuroimage, 2007, 38(1):114 - 23.

[53] LIU T, YOUNG G, HUANG L, et al. 76 - space analysis of grey matter diffusivity:methods and applications[J]. Neuroimage, 2006, 31 (1):51 - 65.

[54] WARFIELD S K, ZOU K H, WELLS W M. Simultaneous truth and performance level estimation (STAPLE): an algorithm for the validation of image segmentation[J]. IEEE Trans Med Imaging, 2004, 23(7):903 - 21.

[55] DALE A M, FISCHL B, SERENO M I. Cortical surface - based analysis:I. Segmentation and surface reconstruction[J]. Neuroimage, 1999, 9(2):179 - 194.

[56] HAN X, PHAM D L, TOSUN D, et al. CRUISE:cortical reconstruction using implicit surface evolution[J]. Neuroimage, 2004, 23(3):997 - 1012.

[57] KIM J S, SINGH V, LEE J K, et al. Automated 3D extraction and evaluation of the inner and outer cortical surfaces using a Laplacian map and partial volume effect classification[J]. Neuroimage, 2005, 27 (1):210 - 221.

[58] LIU T, NIE J, TAROKH A, et al. Reconstruction of central cortical surface from brain MRI images: method and application [J]. Neuroimage, 2008, 40(3):991 - 1002.

[59] MANGIN J F, FROUIN V, BLOCH I, et al. From 3D magnetic resonance images to structural representations of the cortex topography using topology preserving deformations[J]. Journal of Mathematical Imaging and Vision, 1995, 5(4):297-318.

[60] SHATTUCK D W, LEAHY R M. BrainSuite:an automated cortical surface identification tool[J]. Medical image analysis, 2002, 6(2):129-142.

[61] VAN ESSEN D C, DRURY H A, DICKSON J, et al. An integrated software suite for surface - based analyses of cerebral cortex[J]. Journal of the American Medical Informatics Association, 2001, 8(5): 443-459.

[62] XU C, PHAM D L, RETTMANN M E, et al. Reconstruction of the human cerebral cortex from magnetic resonance images[J]. IEEE Transactions on Medical Imaging, 1999, 18(6):467-480.

[63] XU M, THOMPSON P M, TOGA A W. Adaptive reproducing kernel particle method for extraction of the cortical surface[J]. IEEE Transactions on Medical Imaging, 2006, 25(6):755-767.

[64] ZENG X, STAIB L H, SCHULTZ R T, et al. Segmentation and measurement of the cortex from 3 - D MR images using coupled - surfaces propagation[J]. IEEE Transactions on Medical Imaging, 1999, 18(10):927-937.

[65] 李刚. 基于流场跟踪的生物医学图像分割的研究[D]. 西安:西北工业大学, 2010.

[66] SHATTUCK D W, LEAHY R M. Automated graph - based analysis and correction of cortical volume topology[J]. IEEE Transactions on Medical Imaging, 2001, 20(11):1167-1177.

[67] LORENSEN W E, CLINE H E. Marching cubes:A high resolution 3D surface construction algorithm [C]// ACM Siggraph Computer Graphics. Anaheim:ACM, 1987:163-169.

[68] MONTANI C, SCATENI R, SCOPIGNO R. Discretized marching cubes[C]// IEEE Visalization. Pisa:IEEE, 1994:281-287.

[69] PARKER G J M, WHEELER - KINGSHOTT C A M, BARKER G J. Estimating distributed anatomical connectivity using fast marching methods and diffusion tensor imaging[J]. IEEE Transactions on Medical Imaging, 2002, 21(5):505-512.

[70] BASSER P J, PAJEVIC S, PIERPAOLI C, et al. In vivo fiber tractography using DT - MRI data [J]. Magnetic Resonance in Medicine, 2000, 44(4):625-632.

[71] MORI S, CRAIN B J, CHACKO V P, et al. Three - dimensional tracking of axonal projections in the brain by magnetic resonance imaging[J]. Ann Neurol, 1999, 45(2):265-269.

[72] PAJEVIC S, ALDROUBI A, BASSER P J. A continuous tensor field approximation of discrete DT - MRI data for extracting microstructural and architectural features of tissue[J]. Journal of magnetic resonance, 2002, 154(1):85-100.

[73] LAZAR M, WEINSTEIN D M, TSURUDA J S, et al. White matter tractography using diffusion tensor deflection [J]. Human brain mapping, 2003, 18(4):306-321.

[74] TOGA A W, MAZZIOTTA J C. Brain Mapping:The Methods[M]. Salt Lake City:Academic Press, 2002.

[75] PARKER G J M, HAROON H A, WHEELER - KINGSHOTT C A M. A framework for a streamline - based probabilistic index of connectivity(PICo)using a structural interpretation of MRI diffusion measurements[J]. Journal of Magnetic Resonance Imaging, 2003, 18 (2):242-254.

[76] BEHRENS T, JOHANSEN - BERG H, WOOLRICH M, et al. Non - invasive mapping of connections between human thalamus and cortex using diffusion imaging[J]. Nature neuroscience, 2003, 6(7):750-757.

[77] BEHRENS T, WOOLRICH M, JENKINSON M, et al. Characterization and propagation of uncertainty in diffusion - weighted MR imaging[J]. Magnetic Resonance in Medicine, 2003, 50(5):1077-1088.

[78] KOCH M A, NORRIS D G, HUND - GEORGIADIS M. An investigation of functional and anatomical connectivity using magnetic resonance imaging [J]. Neuroimage, 2002, 16(1):241-250.

[79] LAZAR M, ALEXANDER A L. Bootstrap white matter tractography (BOOT - TRAC)[J]. Neuroimage, 2005, 24(2):524-532.

[80] PARKER G. Tracing fiber tracts using fast marching[C]// Proceedings of the 8th Annual Meeting of ISMRM. Denver:ISMRM, 2000:85.

[81] PARKER G J M, STEPHAN K E, BARKER G J, et al. Initial

demonstration of in vivo tracing of axonal projections in the macaque brain and comparison with the human brain using diffusion tensor imaging and fast marching tractography[J]. Neuroimage, 2002, 15 (4):797 – 809.

[82] JONES D K, PIERPAOLI C. Towards a marriage of deterministic and probabilistic tractography methods: bootstrap analysis of fiber trajectories in the human brain [C]// Proceedings of the 12th International Society for Magnetic Resonance in Medicine. Kyoto: ISMRM, 2004:1276.

[83] KOCH M, GLAUCHE V, FINSTERBUSCH J, et al. Estimation of anatomical connectivity from diffusion tensor data[J]. Neuroimage, 2001, 13(6):176 – 183.

[84] HOFFMAN E J, HUANG S C, PHELPS M E. Quantitation in positron emission computed tomography:1. Effect of object size[J]. J Comput Assist Tomogr, 1979, 3(3):299.

[85] OGAWA S, LEE T, KAY A, et al. Brain magnetic resonance imaging with contrast dependent on blood oxygenation[J]. Proceedings of the National Academy of Sciences, 1990, 87(24):9868 – 9872.

[86] ROY C S, SHERRINGTON C. On the regulation of the blood – supply of the brain[J]. The Journal of physiology, 1890, 11(1 – 2):85 – 108.

[87] AMARO E, BARKER G J. Study design in fMRI:Basic principles[J]. Brain and cognition, 2006, 60(3):220 – 232.

[88] FOX M D, RAICHLE M E. Spontaneous fluctuations in brain activity observed with functional magnetic resonance imaging[J]. Nat Rev Neurosci, 2007, 8(9):700 – 11.

[89] FRACKOWIAK R S J. Human brain function[M]. Salt Lake City: Academic Press, 2004.

[90] SCHAD L R, WIENER E, BAUDENDISTEL K T, et al. Event – related functional MR imaging of visual cortex stimulation at high temporal resolution using a standard 1. 5 T imager[J]. Magnetic resonance imaging, 1995, 13(6):899 – 901.

[91] POLDRACK R A, MUMFORD J A, NICHOLS T E. Handbook of functional mri data analysis[M]. Cambridge:Cambridge University Press, 2011.

[92] LI K, GUO L, LI G, et al. Cortical surface based identification of brain networks using high spatial resolution resting state FMRI data[C]// IEEE International Symposiam on Biomedical Imaging:from Macro to Nano(ISBI). Rotterdam:IEEE, 2010:656-659.

[93] PASSINGHAM R E, STEPHAN K E, KOTTER R. The anatomical basis of functional localization in the cortex[J]. Nat Rev Neurosci, 2002, 3(8):606-16.

[94] NEEDLEMAN S B, WUNSCH C D. A general method applicable to the search for similarities in the amino acid sequence of two proteins [J]. Journal of molecular biology, 1970, 48(3):443-453.

[95] SHI J, MALIK J. Normalized Cuts and Image Segmentation[J]. IEEE Transactions on Pattern Analysis and Machine Intelligence, 2000, 22 (8):888-905.

[96] XUE R, VAN ZIJL P C, CRAIN B J, et al. In vivo three-dimensional reconstruction of rat brain axonal projections by diffusion tensor imaging[J]. Magn Reson Med, 1999, 42(6):1123-1127.

[97] WOODS R P, GRAFTON S T, HOLMES C J, et al. Automated image registration: I. General methods and intrasubject, intramodality validation[J]. J Comput Assist Tomogr, 1998, 22(1): 139-52.

[98] WAKANA S, JIANG H, NAGAE-POETSCHER L M, et al. Fiber tract-based atlas of human white matter anatomy[J]. Radiology, 2004, 230(1):77-87.

[99] WU Z, LEAHY R. An optimal graph theoretic approach to data clustering:Theory and its application to image segmentation[J]. IEEE Transactions on Pattern Analysis and Machine Intelligence, 1993, 15 (11):1101-1113.

[100] MüLLER R A. The study of autism as a distributed disorder[J]. Mental Retardation and Developmental Disabilities Research Reviews, 2007, 13(1):85-95.

[101] MORI S, OISHI K, FARIA A V. White matter atlases based on diffusion tensor imaging[J]. Curr Opin Neurol, 2009, 22(4):362-369.

[102] MORI S, OISHI K, JIANG H, et al. Stereotaxic white matter atlas based on diffusion tensor imaging in an ICBM template [J].

Neuroimage，2008，40(2):570 – 582.

[103] WEDEEN V J，HAGMANN P，TSENG W Y，et al. Mapping complex tissue architecture with diffusion spectrum magnetic resonance imaging[J]. Magn Reson Med，2005，54(6):1377 – 1386.

[104] LI H，XUE Z，GUO L，et al. A hybrid approach to automatic clustering of white matter fibers[J]. Neuroimage，2010，49(2):1249 – 1258.

[105] LIU T. A few thoughts on brain ROIs[J]. Brain imaging and behavior，2011,5(3):1 – 14.

[106] GE B，GUO L，LV J，et al. Resting state fMRI – guided fiber clustering[C]// Med Image Comput Comput Assist Interv(MICCAI). Toronto:MICCAI，2011:149 – 156.

[107] HONEY C，SPORNS O，CAMMOUN L，et al. Predicting human resting – state functional connectivity from structural connectivity[J]. Proceedings of the National Academy of Sciences，2009，106(6):2035 – 2040.

[108] COHEN A L，FAIR D A，DOSENBACH N U F，et al. Defining functional areas in individual human brains using resting functional connectivity MRI[J]. Neuroimage，2008，41(1):45 – 57.

[109] VAN DEN HEUVEL M，MANDL R，POL H H. Normalized cut group clustering of resting – state FMRI data[J]. PLoS One，2008，3(4):e2001.

[110] SKUDLARSKI P，JAGANNATHAN K，CALHOUN V D，et al. Measuring brain connectivity:diffusion tensor imaging validates resting state temporal correlations[J]. Neuroimage，2008，43(3):554 – 561.

[111] ZHANG T，GUO L，LI K，et al. Predicting functional brain ROIs via fiber shape models[J]. Medical Image Computing and Computer – Assisted Intervention—MICCAI 2011，2011:42 – 49.

[112] WESTIN C F，MAIER S，MAMATA H，et al. Processing and visualization for diffusion tensor MRI[J]. Medical image analysis，2002，6(2):93 – 108.

[113] NIE J，GUO L，LI K，et al. Axonal Fiber Terminations Concentrate on Gyri[J]. Cereb Cortex，2011,22(12):2831 – 2839.

[114] FARACO C C，UNSWORTH N，LANGLEY J，et al. Complex span tasks and hippocampal recruitment during working memory[J]. Neuroimage，2011，55(2):773 – 87.

[115] MEZER A, YOVEL Y, PASTERNAK O, et al. Cluster analysis of resting - state fMRI time series[J]. Neuroimage, 2009, 45(4):1117 - 1125.

[116] HU X, GUO L, ZHANG T, et al. Joint analysis of fiber shape and cortical folding patterns [C]// IEEE International Symposium on Biomedical Imaging: from Mawo to Nano(ISBI). Rotterdam: IEEE, 2010:1165 - 1168.

[117] PAUL L K, BROWN W S, ADOLPHS R, et al. Agenesis of the corpus callosum: genetic, developmental and functional aspects of connectivity[J]. Nat Rev Neurosci, 2007, 8(4):287 - 99.

[118] ZHANG T, GUO L, LI K, et al. Predicting functional brain ROIs via fiber shape models[J]. Cerebral Cortex, 2012,22(4):854 - 864.

[119] JOHANSEN - BERG H, BEHRENS T E, ROBSON M D, et al. Changes in connectivity profiles define functionally distinct regions in human medial frontal cortex[J]. Proc Natl Acad Sci USA, 2004, 101 (36):13335 - 13340.

[120] ZHU D, LI K, FARACO C C, et al. Optimization of functional brain ROIs via maximization of consistency of structural connectivity profiles[J]. Neuroimage, 2012, 59(2):1382 - 93.

[121] ZHANG D, GUO L, HU X, et al. Increased cortico - subcortical functional connectivity in schizophrenia [J]. Brain imaging and behavior, 2011:1 - 9.

[122] DOWNHILL J E, BUCHSBAUM M S, WEI T, et al. Shape and size of the corpus callosum in schizophrenia and schizotypal personality disorder[J]. Schizophrenia Research, 2000, 42(3):193 - 208.

[123] INNOCENTI G, ANSERMET F, PARNAS J. Schizophrenia, neuro-development and corpus callosum[J]. Molecular psychiatry, 2003, 8 (3):261 - 274.

[124] KANAAN R A A, KIM J S, KAUFMANN W E, et al. Diffusion tensor imaging in schizophrenia[J]. Biological psychiatry, 2005, 58 (12):921 - 929.

[125] KUBICKI M, MCCARLEY R, WESTIN C F, et al. A review of diffusion tensor imaging studies in schizophrenia [J]. Journal of psychiatric research, 2007, 41(1):15 - 30.

[126] KYRIAKOPOULOS M, BARGIOTAS T, BARKER G J, et al. Diffusion tensor imaging in schizophrenia[J]. European Psychiatry, 2008, 23(4):255 – 273.

[127] ROTARSKA – JAGIELA A, SCHöNMEYER R, OERTEL V, et al. The corpus callosum in schizophrenia – volume and connectivity changes affect specific regions[J]. Neuroimage, 2008, 39(4):1522 – 1532.

[128] HUBL D, KOENIG T, STRIK W, et al. Pathways that make voices: white matter changes in auditory hallucinations [J]. Archives of General Psychiatry, 2004, 61(7):658 – 668.

[129] CHEN H, LI K, ZHU D, et al. Inferring Group – wise Consistent Multimodal Brain Networks via Multi – view Spectral Clustering[C]// International Conference on Medical Image Computing & Computer – assisted Intervention. Nice:MICCAI, 2012.

[130] CHEN H, CAI X, ZHU D, et al. Group – wise Consistent Parcellation of Gyri via Adaptive Multi – view Spectral Clustering of Fiber Shapes[C]// International Conference on Medical Image Computing & Computer – assisted Interrention. Nice:MICCAI, 2012.

[131] ZHU D, LI K, FARACO C, et al. Optimization of functional brain ROIs via maximization of consistency of structural connectivity profiles[C]// 8th ISBI. Chicago:IEEE, 2011:2150 – 2154.

[132] ZHU D, LI K, GUO L, et al. DICCCOL:Dense Individualized and Common Connectivity – Based Cortical Landmarks[J]. Cereb Cortex, 2013,23(4):786 – 800.

[133] ZHU D, ZHANG D, FARACO C, et al. Discovering dense and consistent landmarks in the brain [J]. Inf Process Med Imaging, 2011, 22:97 – 110.

[134] MAXIM V, SENDUR L, FADILI J, et al. Fractional Gaussian noise, functional MRI and Alzheimer's disease[J]. Neuroimage, 2005, 25 (1):141 – 58.

[135] PERCIVAL D B, WALDEN A T. Wavelet methods for time series analysis[M]. Cambridge:Cambridge University Press, 2006.

[136] NAKIC M, SMITH B W, BUSIS S, et al. The impact of affect and frequency on lexical decision: the role of the amygdala and inferior frontal cortex[J]. Neuroimage, 2006, 31(4):1752 – 1761.

[137] FORNITO A, ZALESKY A, BULLMORE E T. Network scaling effects in graph analytic studies of human resting – state FMRI data [J]. Front Syst Neurosci, 2010, 4:1 – 16.

[138] MARKRAM H. The blue brain project [J]. Nature Reviews Neuroscience, 2006, 7(2):153 – 160.

[139] ZALESKY A, FORNITO A, HARDING I H, et al. Whole – brain anatomical networks: does the choice of nodes matter? [J]. Neuroimage, 2010, 50(3):970 – 983.

[140] ACHARD S, BULLMORE E. Efficiency and cost of economical brain functional networks[J]. PLoS Comput Biol, 2007, 3(2):e17.

[141] VARELA F, LACHAUX J P, RODRIGUEZ E, et al. The brainweb: phase synchronization and large – scale integration [J]. Nature Reviews Neuroscience, 2001, 2(4):229 – 239.

[142] HE Y, CHEN Z J, EVANS A C. Small – world anatomical networks in the human brain revealed by cortical thickness from MRI [J]. Cerebral Cortex, 2007, 17(10):2407 – 2419.

[143] YAN C, GONG G, WANG J, et al. Sex – and brain size – related small – world structural cortical networks in young adults: a DTI tractography study[J]. Cereb Cortex, 2011, 21(2):449 – 58.

[144] GE B, GUO L, ZHANG T, et al. Resting state fMRI – guided fiber clustering:methods and applications[J]. Neuroinformatics, 2013, 11 (1):119 – 33.

[145] SURAZHSKY V, SURAZHSKY T, KIRSANOV D, et al. Fast exact and approximate geodesics on meshes [J]. ACM Transactions on Graphics, 2005,24(3):553 – 560.

[146] DIJKSTRA E W. A note on two problems in connexion with graphs [J]. Numerische mathematik, 1959, 1(1):269 – 271.

[147] YUAN Y, JIANG X, ZHU D, et al. Meta – analysis of functional roles of DICCCOLs[J]. Neuroinformatics, 2013, 11(1):47 – 63.

[148] LAIRD A R, EICKHOFF S B, KURTH F, et al. ALE Meta – Analysis Workflows Via the Brainmap Database:Progress Towards A Probabilistic Functional Brain Atlas[J]. Front Neuroinform, 2009, 3:23.

[149] ETKIN A, EGNER T, KALISCH R. Emotional processing in anterior

cingulate and medial prefrontal cortex[J]. Trends Cogn Sci, 2011, 15
(2):85-93.

[150] PETERSEN S E, POSNER M I. The attention system of the human
brain:20 years after[J]. Annual review of neuroscience, 2012, 35:73.

[151] FOX N A. If it's not left, it's right:Electroencephalograph asymm-
etry and the development of emotion[J]. American psychologist,
1991, 46(8):863-872.

[152] SEGHIER M, JOSSE G, LEFF A, et al. Lateralization is Predicted
by Reduced Coupling from the Left to Right Prefrontal Cortex during
Semantic Decisions on Written Words[J]. Cereb Cortex, 2011, 21
(7):1519-1531.

[153] PETERS J, BüCHEL C. Overlapping and distinct neural systems code
for subjective value during intertemporal and risky decision making
[J]. The Journal of Neuroscience, 2009, 29(50):15727-15734.

[154] CAMARA E, RODRIGUEZ-FORNELLS A, MüNTE T. Functional
connectivity of reward processing in the brain[J]. Frontiers in Human
Neuroscience, 2007, 2:1-14.

[155] SHAYWITZ B A, SHAYWITZ S E, PUGH K R, et al. The
functional neural architecture of components of attention in language-
processing tasks[J]. Neuroimage, 2001, 13(4):601-612.

[156] FEDORENKO E, DUNCAN J, KANWISHER N. Broad domain
generality in focal regions of frontal and parietal cortex[J]. Proc Natl
Acad Sci USA, 2013, 110(41):16616-16621.

[157] KANWISHER N. Functional specificity in the human brain:a window
into the functional architecture of the mind[J]. Proceedings of the
National Academy of Sciences, 2010, 107(25):11163-11170.

[158] ANDERSON M L, KINNISON J, PESSOA L. Describing functional
diversity of brain regions and brain networks[J]. Neuroimage, 2013,
73:50-58.

[159] LV J, JIANG X, LI X, et al. Holistic Atlases of Functional Networks and
Interactions Reveal Reciprocal Organizational Architecture of Cortical
Function[J]. IEEE Trans Biomed Eng, 2015,26(4):1120-1131.

[160] ELLISON-WRIGHT I, BULLMORE E. Meta-analysis of diffusion
tensor imaging studies in schizophrenia[J]. Schizophrenia Research,

2009, 108(1):3 - 10.

[161] FOONG J, SYMMS M, BARKER G, et al. Investigating regional white matter in schizophrenia using diffusion tensor imaging[J]. Neuroreport, 2002, 13(3):333 - 336.

[162] GUPTA V, THOMOPOULOS S I, RASHID F M, et al. FiberNET: An Ensemble Deep Learning Framework for Clustering White Matter Fibers[C]// Medical Image Computing and Computer - Assisted Intervention(MICCAI). Quebec:MICCAI Society, 2017:548 - 555.

[163] LAM P D N, BELHOMME G, FERRALL J, et al. TRAFIC:fiber tract classification using deep learning[C]// SPIE Meclical Imaging. Houston:SPIE, 2018.

[164] BARCH D M, BURGESS G C, HARMS M P, et al. Function in the human connectome:task - fMRI and individual differences in behavior [J]. Neuroimage, 2013, 80:169 - 89.

[165] FRISTON K J, HOLMES A P, WORSLEY K J, et al. Statistical parametric maps in functional imaging:a general linear approach[J]. Human brain mapping, 1994, 2(4):189 - 210.

[166] ELIE A, VLADIMIR G, YAWAR S, et al. Clustering with Deep Learning:Taxonomy and New Methods[EB/OL]. (2018 - 09 - 13) [2019 - 01 - 20]. https://arxiv.org/abs/1801.07648.

[167] GUO X, LIU X, ZHU E, et al. Deep Clustering with Convolutional Autoencoders [C]// Neural Information Processing. ICONIP, Guangzhou:Springer, 2017, 10635:373 - 382.

[168] XIE J, GIRSHICK R B, FARHADI A. Unsupervised deep embedding for clustering analysis [C]// International conference on machine learning(ICML). New York:IMLS, 2016,48:478 - 487.